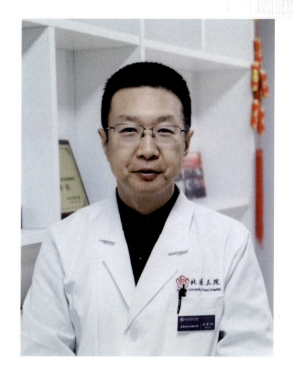

刘东阳

　　北京大学研究员，博士生导师，北京大学第三医院药物临床试验机构副主任及机构临床药理与定量药理研究室负责人。兼任中国药理学会定量药理学专业委员会副主任委员和临床药理学专业委员会委员、国家药品监督管理局药品审评中心外聘专家、*Biopharmaceutics & Drug Disposition* 杂志副主编等。主要从事：① 特定人群（孕妇、儿童、老年人、肝肾损伤人群和糖尿病患者等）临床药理学与定量药理学研究，包括建立特定人群药动学–药效学虚拟人，揭示临床药动学–药效学关键环节及其显著影响参数，建立定量规律，提高临床精准用药研究效率；② 代谢性疾病、心血管疾病及靶向肿瘤创新药早期临床研究与晚期临床药理学研究。主持多项国家自然科学基金和省部级研究项目，获得全国创新争先奖（排名第六），入选全国科技系统抗击新冠肺炎疫情先进个人，近 5 年以通讯作者发表 SCI 文章 50 余篇。

药物代谢与药物动力学系列学术专著（第二期）

临床药动学-药效学研究
（基础卷）

刘东阳　主　编
赵　亮　副主编
胡　蓓　李海燕　主　审

科学出版社
北　京

内 容 简 介

本书以药动学、药效学、临床药理学的发展历史、研究特点和未来热点开篇，之后介绍药动学（基本公式、分布、消除与吸收；恒速输注与多次给药和非线性动力学特征）与药效学（受体结合理论与生物标志物）基本概念，并结合生理（如吸收和处置器官生理特点）和药理（如受体理论）知识，机制性阐释药动学-药效学基本原理，并针对新技术（如生理药动学、药效学模型等）讲解相应基础知识和原理（如内在清除率、时间依赖性药动学、生物标志物）。

本书可作为临床药理学研究生教材，也可作为事业与企业单位研究人员学习与应用新理论新技术，拓宽科研思维和培养创新思维的参考书。

图书在版编目（CIP）数据

临床药动学-药效学研究. 基础卷 ／ 刘东阳主编.
北京 ： 科学出版社，2025. 1. -- （药物代谢与药物动力学系列学术专著）. -- ISBN 978-7-03-080572-0

Ⅰ. R96
中国国家版本馆 CIP 数据核字第 2024958U90 号

责任编辑：周 倩 冯 楠／责任校对：谭宏宇
责任印制：张 倩／封面设计：殷 靓

科学出版社 出版
北京东黄城根北街 16 号
邮政编码：100717
http://www.sciencep.com

南京展望文化发展有限公司排版
北京凌奇印刷有限责任公司 印刷
科学出版社发行　各地新华书店经销

*

2025 年 1 月第 一 版　开本：B5 （720×1000）
2025 年 1 月第一次印刷　印张：15　插页 1
字数：246 000
POD定价： 140.00元
（如有印装质量问题，我社负责调换）

"药物代谢与药物动力学系列学术专著（第二期）"

专家指导委员会

（按姓氏笔画排序）

《临床药动学-药效学研究（基础卷）》编委会

丛书序
Foreword

　　药物代谢动力学是应用数学处理方法,定量描述药物及其他外源性物质在体内的动态变化规律,研究机体对药物吸收、分布、代谢和排泄等的处置及所产生的药理学和毒理学意义。药物代谢动力学基本理论和方法已深入新药发现(包括候选化合物药物代谢动力学特性快速评价、根据先导药物的药理作用等获得新的候选化合物、从药物代谢产物获得新药等)、药理学研究、制剂学研究、中药现代化研究、毒理学研究、临床用药等多领域,贯穿于药物发现与开发及药物上市的始终,是紧密连接各药物研究领域的桥梁。药物代谢动力学已经与药理学、毒理学并列成为早期新药研发评价三大核心内容,多数国家新药注册机构均颁布有药物代谢动力学及其相关研究的指南,要求任何一个新药或新制剂在进行临床研究和上市前均需要进行药物代谢动力学试验,以获得药物代谢动力学资料和信息。

　　在广大科技工作者的努力下,我国药物代谢与药物动力学研究取得了快速发展,诸多成果已达到或接近国际先进水平。科学出版社组织国内药物代谢动力学研究领域的专家编著了"药物代谢与药物动力学系列学术专著",该丛书具有系统性、针对性、基础性、前瞻性、理论与实践相结合性等特点。系统地从药物代谢动力学的各研究方向和领域进行归纳、总结;针对每个研究方向分别成册,深度剖析;各分册既有基础理论的铺垫,也有对最新的理论、研究方法和技术、成果的展开,兼具基础性和前瞻性;理论与实践相结合,在基本理论的基础上,结合典型的实践案例进行剖析,便于读者理解。相信该丛书的出版能够促进我国药物代谢动力学的发展。

  "药物代谢与药物动力学系列学术专著"是我国第一套系统性归纳、总结药物代谢动力学的丛书，而药物代谢动力学发展迅速，故在内容选择上还需要在实践中不断完善、更新和补充。希望广大药物代谢动力学等相关专业的工作者和研究者在阅读、参考该丛书时提出宝贵的意见，以使其不断地完善，为我国药物代谢动力学的发展做出贡献。

中国工程院院士

2020 年 9 月 4 日

周宏灏院士序
Foreword

    精准治疗与新药开发既面向人民生命健康,又面向世界科技前沿、经济主战场和国家重大需求,是"实施健康中国战略"的核心支柱。作为临床药理学的主要研究内容,临床药动学-药效学研究可为精准治疗和新药开发提供重要支撑,已被策略性定位为理解药物个体响应及其个体间变异的根源性研究。临床药动学-药效学研究主要目标为鉴别响应人群、选择治疗策略及优化给药方案。近年来,基于药物基因调整给药方案被写入药品说明书、近半数在美国上市的抗肿瘤新药伴随个体化治疗策略及个体化治疗软件获得三类器械批件等标志性事件无不展示出药物治疗个体化越来越重要,这也必将要求我们进行更高质量的临床药动学-药效学研究。

    国内外药动学和临床药理学书籍众多,但缺少系统讲解临床药动学-药效学研究,贯穿临床药动学-药效学研究基本原理、研究技术和应用,以提高临床精准治疗与新药开发研究水平为目的的书籍,这为相关专业研究生教学、专业人才培养和指导科学研究带来一定程度的不便。科学出版社策划了"药物代谢与药物动力学系列学术专著",《临床药动学-药效学研究(基础卷)》《临床药动学-药效学研究(研究技术与应用卷)》为其第二期中的两册,该书的出版将为临床药理学及相关学科(药学专业)研究生和新药研发与临床精准诊疗研究人员提供一本实用著作,切实推动我国新药研发转化、研究发展和临床诊疗水平的提高。

    该书的主编刘东阳研究员师从北京协和医院胡蓓教授与江骥教授,在美国布法罗大学威廉·扎思科(William Jusko)教授和英国曼彻斯特大学阿明·罗斯塔米-霍杰根(Amin Rostami-Hodjegan)教授指导下进行博士后与远程硕士研究,并有在美国食品药品监督管理局(FDA)临床药理部门的访问学者经历,临床药理学基础理论扎实,在创新药早期临床开发与晚期临床药理学研究、精准治疗和监管科学方面研究经验丰富。以胡蓓教授、李海燕教授引领的本书编纂团队涵盖国内外学界、企业界和政府监管部门丰富经历,可以全方位精准阐释临床药动学-药效学基础、研究技术和应用逻辑,且编委来自国内外著名医院,更加体现该书的"临床研究"特色。

作为国内第一部系统讲解基础、研究技术和应用,且具备临床特色的临床药动学-药效学专业书籍,《临床药动学-药效学研究(基础卷)》在凝练介绍临床药动学和药效学学科奠基理论的基础上,介绍实际研究中需要掌握的新概念(如内在清除率),从临床问题开始,层层递进,结合案例讲解,并注重药理学理解和公式推导相结合,以期最大化增加读者理解程度;《临床药动学-药效学研究(研究技术与应用卷)》从临床药动学-药效学研究历史脉络讲起,注重阐释各种研究的底层逻辑、应用现状和挑战,并介绍前沿技术,以期使读者对学科发展有一个宏观概念,开拓读者视野,培养读者创新科研思维,兼顾严谨性,使读者具备初步研究思路,可初步进行相关研究。该书每章附有习题等电子资源,非常实用有益。相信该书的出版会对我国临床药理学、定量药理学等学科发展产生积极而深远的影响。这两本书适用于临床药理学、转化药学、临床药学相关专业研究生,亦可作为医药科研人员、临床精准治疗研究人员和新药高级研发人员的参考书。

可以预见,随着技术进步、药理学科和信息科学的发展,临床药理学将会在临床精准治疗中发挥越来越重要的作用。同时,我也希望更多的有识之士共同参与学习研究,尤其是临床医生和统计学家与临床药理学、定量药理学研究者协同创新、努力探索,使我国临床精准给药研究水平跻身国际先进和领先行列,更加蓬勃发展。

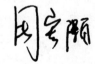

中国工程院院士

2024 年 5 月 22 日

前 言
Preface

　　新药创制和精准治疗是"健康中国"的两大基石,临床阶段研究是重中之重,而药物的剂量-暴露量-效应(包括有效性和安全性)机制及其关系则是临床新药创制和精准治疗的核心及最重要的难点之一。研究剂量-暴露量和暴露量-效应的最主要学科是临床药动学和药效学,因此对于准备献身新药创制和精准治疗的医学生和药学生,临床药动学-药效学是做好未来职业准备的基础核心课程之一。

　　迄今,还没有专为研究生或研究者提供贯通基础到应用的、广泛理解科学和新药注册原理的临床药动学-药效学相关中文著作。尽管这些信息以散在的形式存在于各个地方(如指南),但均没有对其科学原理进行充分阐释或系统贯穿讲解,这对从业人员的创新研究思维构建极为不利,也在一定程度上影响我国未来的医药行业创新力。在"药物代谢与药物动力学系列学术专著(第二期)"专家指导委员会和科学出版社的指导与组织下,本书全体编委综合国内外相关著作优点,在北京大学第三医院研究生课程"临床药理学原理与应用"教学基础上进行编撰,完成了《临床药动学-药效学研究(基础卷)》和《临床药动学-药效学研究(研究技术与应用卷)》的编写工作,分别介绍药动学-药效学基本概念与理论(基础卷)、药动学-药效学研究主要内容和方法(研究技术与应用卷),以及药动学-药效学研究在临床新药开发与临床精准用药领域的应用(研究技术与应用卷)。这三部分内容,从夯实基础理论,明确专题研究的逻辑,到实际的临床研究应用,注重创新科研思维,强调创新研究思路,同时融入新技术、新方法和新理论,兼顾前瞻性。本书作者还希望用启发性的经典案例,拓宽读者的科研思维,培养创新科研思维。

本书为基础卷,绪论回顾了药动学、药效学、临床药理学的发展历史,介绍了研究特点和未来潜在研究热点,希望能够让读者体会到临床药动学-药效学从过去到未来的发展脉络,并能在后续学习和研究中积极汲取新技术、新方法,学习与借鉴前人创新之路,不断对临床药动学-药效学研究做出创新贡献;然后以最简单的给药方式(静脉给药)介绍药动学基本概念和公式,并通过生物膜与药物分布、药物消除、药物吸收三章系统介绍临床药动学最重要的环节(分布、消除和吸收),希望有助于读者从药理、生理角度理解药动学概念,同时也可以从公式推导角度验证该概念;最后介绍药物效应与生物标志物、恒速输注与多次给药和非线性动力学特征,希望有助于读者掌握药效学基本概念及多次给药药动学-药效学特征。为了更好地帮助读者学习本书,每章均有学习目标、关键知识点(包括关键概念和关键公式)和习题,供读者练习解决问题的能力,更好地掌握和运用所学知识。

本书的撰写特点主要有以下三点：① 从面临的临床问题及现象、学习临床药动学与药效学的原因入手,循序渐进,逐步展开,结合实际例子进行详细阐述,有助于读者更快理解本书内容;② 结合生理(如吸收和处置器官特点)和药理(如受体理论)知识阐述药动学与药效学基本概念及公式,使读者更易融会贯通药动学-药效学基本原理,有助于读者在实际研究中灵活应用药动学-药效学基本概念理解药物-人体相互作用;③ 针对新技术(如生理药动学、药效学模型等)讲解其基础知识和原理(如内在清除率、时间依赖性药动学、生物标志物),有助于读者更易学习新技术。

总之,本书为临床药动学-药效学的基础,从发展历史讲起,系统阐述了药动学与药效学基本概念和原理,不仅包括药动学-药效学基本概念与公式,还介绍了药动学-药效学相关的生理和药理知识,尤其对生理药动学和药效学模型研究所需的基本概念进行了系统介绍,希望为读者后续临床药动学-药效学创新研究打下坚实基础,更希望能略微有助于读者进行临床药动学-药效学理论创新。

主持和参与本书撰写的全体编委,始终坚持严谨求实的精神和对读者高度负责的态度,为编写好本书倾注了大量心血,在此向他们致敬!北京大学第三医院编写支持团队(么欣悦、冯霏菲、刘建、刘倩、林子衿、李丹、刘琦、柴昊迪)尽职尽责完成本书的整理、校稿和统稿等工作,在此一并致以诚挚的感谢!

　　在编写本书的过程中,编委尽量努力撰写,但限于认知水平,难免存在一些不足之处。若读者发现任何问题,恳请批评指正。同时,也希望读者理解,临床药动学与药效学现有知识体系仍然存在大量假设,并且新型药物不断涌现,这决定了该学科理论体系需要不断推翻现有内容,提出新理论,也希望与读者共勉,共同创新学科理论体系。

刘东阳　赵亮

2024 年 9 月 20 日

目录
Contents

绪论

概念、历史与未来研究热点

　　临床药动学-药效学是使用临床药动学(药代动力学)、药效学(药效动力学)研究方法解决临床用药和新药开发问题的一门学科,为临床药理学主要研究内容,下文简称临床药动药效学,综合了药动学、药效学、临床试验、生物统计学等多学科知识。药动学和药效学的发展为其提供了研究理论基础,基于临床研究的特点又使其发展出临床研究理论和关键技术。因此,临床药动药效学研究既要充分借鉴药动学与药效学的研究方法及其成果,也需要熟悉临床试验研究特点和技术。为此,本章首先介绍药动学、药效学和临床药理学的概念和研究历史,使读者贯通基础理论后,从历史发展中汲取创新的灵感;之后介绍未来可能的研究热点,从而为继往开来和发展创新提供一些思路。

第一节　药动学概念与研究历史

一、基本概念及房室模型动力学研究历史

　　药代动力学(pharmacokinetics,PK),也称药物动力学、药物代谢动力学,简称药动学,主要研究机体对药物的作用及其影响因素,是将动力学的原理应用于药物发现、开发与治疗的一门交叉学科,它主要使用定性和定量方法阐明药物在体内的吸收、分布、代谢和排泄的特征及其关键影响因素。药动学原理及其应用,对于临床药理学、临床药学、毒理学、生物药剂学等学科的研究设计及数据处理具有普遍的指导意义,并为临床合理安全用药和新药研发及质量控制提供重要理论指导和关键数据支撑。

按照研究内容,药动学发展主要经历了药物体内运动动力学规律、代谢酶、转运体及其与药效、疾病的相互作用等研究阶段,同时伴随着计算机和生物分析等技术的发展,药动学定量规律研究也由最初的 SHAM[斜率(slope)、峰高(height)、峰面积(area)、时长(moment)]方法,即后来的非房室分析方法(non-compartmental analysis, NCA)演变为早期的房室模型研究模式,并逐渐向可反映机体特征的生理药动学模型、系统药理学模型研究模式演变。本节将重点介绍药动学规律、代谢酶、转运体和生理药动学发展历史,也希望能为读者带来些许创新灵感,以更好地进行创新科研。

pharmacokinetics 一词最早被多斯特(Dost)于 1953 年首次报道,并于 1961 年被纳尔逊(Nelson)和瓦格纳(Wagner)以发表英文综述形式正式确认。其组合了"pharmaco"和"kinetics"两部分,前者源自希腊语 φαρμακο(pharmakon),指药物或毒物,后者源自希腊语 κίνησις(movement or to move),指运动,可引申为时间函数,合起来即为描述药物在机体内的运动[1]。为此,研究者不仅应理解药理学、生理学、病理学相关知识,还要能定性和定量描述药物在体内的运动速度和运动程度,即将前者的理解总结为规律,并以数学方程形式呈现。这就要求研究者不仅应具备药学和生物学基础,还应具备数学推导的能力。将理学基础理解能力和数学推理总结技能相结合才可以学好药动学并有所创新。例如,如果需要理解某药物在肝脏的动力学变化过程,首先需定性理解该药物的药动学机制(如肝酶代谢特征)和机体状态(如肝功能),并理解机体对药物的定性影响规律及其显著影响因素,然后依据这种理解及肝脏呈现血液高灌注的特征,假设药物在肝脏瞬时混匀,且其消除速率呈一固定值,总结出其在肝内的药量符合下述数学方程

$$\frac{\mathrm{d}A}{\mathrm{d}t} = - k_e \times A^n \qquad (0-1)$$

式中,$\mathrm{d}A/\mathrm{d}t$ 为药物的变化速率;A(amount)为药物的药量;k_e 为消除速率常数(按照固定比例消除),负号表示反应是朝药量减少的方向进行;n 为反应级数,$n=1$ 为一级反应,$n=0$ 为零级反应。

在 1961 年之前,多个科学家陆续进行了药动学开创性工作,英国 Buchanan[2] 于 1847 年就描述了乙醚被吸入脑的过程,并计算了吸入和排出乙醚的量及诱导麻醉的持续时间,自此开启了药动学研究。1913 年德国科学家

米夏埃利斯（Michaelis）和门藤（Menten）发布 Michaelis-Menten 方程（米氏方程）以描述酶动力学过程，该方程也被用于描述乙醇、苯妥英等多个药物或毒物的消除过程；1924 年瑞典科学家维德马克（Widmark）和坦贝格（Tandberg）报道了静脉注射给药、多次给药和持续输注的一房室模型；同年美国科学家哈格德（Haggard）报道了乙醚的分布和消除规律；1931 年乔利夫（Jolliffe）和史密斯（Smith）介绍了肾清除率的概念；1939 年多明哥茨（Dominquez）引入了分布容积的概念；1945 年奥泽（Oser）引入了生物利用度的概念，拉普（Lapp）于 1948~1956 年使用排泄动力学方法进行动力学研究；1954 年巴特勒（Butler）使用长半衰期药物（苯巴比妥）介绍了稳态概念；纳尔逊（Nelson）于 1959 年描述了溶出速率限速的药物吸收特征，对生物药剂学（biopharmaceutics）和药动学做出创新性贡献[1]。

随着体内药物分析技术的成熟及计算机技术的发展，对体内药动学过程的数学描述和定量规律的研究得以更快开展，1969 年梅茨勒（Metzler）率先介绍了 NonLin（non-liner）程序，1973 年罗兰德（Rowland）等介绍了清除率概念。在这个时期，药动学逐渐影响临床治疗，即临床药动学研究。例如，德特里（Dettli）于 1967 年发表了关于肾损伤患者药物蓄积的报道；Jelliffe 于 1968 年发表了关于地高辛剂量调整的报道，Gillette[3]于 1971 年发表了描述稳态药物浓度的 Gillette 方程；莱维（Levy）于 1972 年发表了关于乙酰水杨酸非线性消除动力学特征的报道；Benet[4]于 1972 年认为房室模型应该为仅在中央室消除，外周室只与中央室发生物质交换，但不消除药物，提出线性乳突模型（linear mammillary model）；Levy 和雅可比（Yacobi）于 1974 年发表了线性蛋白和组织结合模型，非线性动力学也由佩里耶（Perrier）、塞德曼（Sedman）等科学家逐渐完善。与房室模型方法和计算机技术相对的，科学家也在同步开发卷积（convolution）方法[5]。1980 年，吉巴尔地（Gibaldi）和 Perieer 主编的《药动学》[Pharmacokinetics，英富曼医疗保健（Informa Healthcare）出版社]的出版，成为房室药动学模型基本理论体系完善的里程碑事件。该书于 1987 年被我国中国药科大学药剂学和药动学家朱家璧教授成功翻译为《药物动力学》（科学出版社），推动了我国药动学研究。目前，国内外常用的药动学数据分析软件主要是 WinNonlin（windows non-liner）[科盛达（Certara）]，我国药动学专家孙瑞元教授开发了 3P87（1987 年）和 3P97（1997 年）软件。

二、药物代谢的研究历史

大部分药物进入体内后,主要通过代谢转化而失去药理活性(少部分通过肾和胆汁排泄),一般情况下代谢成为水溶性更高的物质进而被排出体外。其中,药物代谢酶在药物的代谢转化过程中起着重要的催化作用,代谢转化也常常成为药物体内消除关键一环或限速步骤,决定了体内药量多少和持续多久,因此也成为药动学科学家较早注意和研究的领域之一。

1828年弗里德里希·维勒(Friedrich Woehler)发现了第一个有机合成物质——尿素,即最早的"药物代谢"现象。之后他转向研究体内的化学合成,并推测摄入体内的化学物质可能会发生生物转化(苯甲酸和甘氨酸可能在体内形成马尿酸,并经尿排泄),但受到代谢产物纯化和结构鉴定困难的限制,无法进行定量实验。直到1841年亚历山大·尤尔(Alexander Ure)博士作为一位致力于治疗痛风的医生,大胆假设苯甲酸可在患者体内与富含"N"的甘氨酸结合,从而减少尿酸,以治疗痛风。之后他以自己为受试者,进行了第一个人体药物代谢试验,目的是证明苯甲酸口服后,可以与内源性物质结合生成马尿酸,之后他成功地从自己尿液中分离出了马尿酸,自此开启了体内药物代谢研究时代[6]。当时以体内外源性化合物如何转化为主要研究目标,相关药物代谢机制被称为去毒机制(detoxication mechanism)。到19世纪末,大多数外源性化合物的代谢途径已被发现,此时将药物代谢称为外源性化合物代谢(xenobiotic metabolism),该时期的研究重点是外源性化合物在体内的命运,而不是机体如何代谢化合物。这种观点的改变源于1870年宁基(Nencki)的假设,他预言需对生物体的"化学反应"功能进行深入研究,这在以后的代谢研究中得以实现。20世纪早期,肝切除术和动物肝、肾灌流技术的发展,使器官代谢功能得以进行研究。例如,1934年海明威(Hemingway)、普赖德(Pryde)和威廉斯(Williams)使用多个犬器官顺序灌流(如肝或脾)结合肾灌流说明肝脏为葡萄糖醛酸结合的主要器官[7]。

从20世纪开始到20世纪50年代,确认了药物代谢的主要通路及机制,如1945年Lipmann[8]揭示了辅酶A在磺胺乙酰化中的作用(获得1953年诺贝尔生理学或医学奖),1946年Shemin[9]阐明了甘氨酸的生物合成来源,1953年Cantoni[10]发表了S-腺苷甲硫氨酸作为甲基化反应的活性因子的证据。1947年Williams[11](现代代谢科学的奠基人)出版了里程碑式的专著《解毒机制药物及相关有机化合物的代谢》(*Detoxication Mechanism：The Metabolism of Drugs and Allied Organic Compounds*)，并于 1959 年进行了修订，即《药物、毒物和其他有机化合物的代谢与解毒》(*The Metabolism and Detoxication of Drugs，Toxic Substances，and Other Organic Compounds*)。该书对药物代谢途径和多种化合物的代谢研究进行了系统综述，明确提出药物代谢包括两个阶段，即Ⅰ相代谢(phase Ⅰ，包括氧化、还原、水解等反应)和Ⅱ相代谢(Phase Ⅱ，主要为结合反应)，引领该领域进入新的研究阶段。

19 世纪 40 年代，Claude[12,13]通过分离单个组织细胞器实现了代谢部位的亚细胞定位，提出了术语"微粒体"(microsome)，为随后全面深入研究药物代谢相关的细胞精细结构奠定了基础。1950 年左右，随着生物化学方法和体内分析技术的发展，现代药物代谢研究开始涌现。例如，分离色谱和吸附色谱改善分离度，使研究人员得以区分原型药物和代谢产物；同位素示踪方法(如^{14}C 或^{15}N)实现了在无毒剂量下测量代谢物；组织分离技术提供代谢的酶学基础，全面揭示了酶学反应的辅助因子，并建立了酶学生物合成路径。1955 年，日本的早石(Hayaishi)博士和美国的梅森(Mason)博士发现了最大的药物代谢酶蛋白质超家族之一，细胞色素 P450[14]。这种氧化酶既需要还原剂(还原型辅酶Ⅱ，NADPH)，也需要氧化剂(分子氧)，因此被称为"混合功能氧化酶"(mixed function oxidase，MFO)。1958 年加芬克尔(Garfinkel)和克林根贝格(Klingenberg)分别发现这种色素酶在代谢生化反应后特异的光学现象[15]，可在 450 nm 处产生吸收峰，若其发生变性，结合后则在 420 nm 处产生吸收峰，因此这种色素酶被正式命名为细胞色素 P450。为了系统研究药物在机体的代谢特征，并合理预测人体代谢程度和速度，截止到 1980 年左右，科学家从人类肝组织中鉴定、纯化了人类细胞色素 P450 的主要亚族，明确了细胞色素 P450 在外源物体内代谢中发挥的重要作用，揭示了一些重要的影响因素(如酶的抑制、诱导和多态性)。

之后，先进的技术不断驱动药物代谢研究的进步，这些技术包括新的分析仪器、高通量扫描技术、液相色谱与质谱或核磁检测器联用(代谢产物结构鉴定和定量分析)、基于体内外数据的建模，以及模拟研究预测人体药物代谢特征、蛋白晶型分析等。尽管药物代谢研究逐渐"成熟"，但仍在新技术推动下不断前进。"基因组学时代"取得了巨大进展，认识到个体和人群中药物代谢变异的遗传基础，将进一步推动药物代谢研究前进。随着多组学技术发展和药物代谢通路及其影响因素更加清晰,基于数学建模与模拟对药物代谢特征的预测能力也将更加强大。

最近出现的新兴生物技术类药物(如小干扰核酸、细胞治疗等)又给药物体内代谢提出了新的挑战。未来的药物代谢研究领域也将被不断涌现的新技术所驱动,以阐明和理解代谢与机体的交互影响,如内源性化合物及其调节途径、外源性化合物和疾病状态之间复杂的相互作用。

三、转运体的研究历史

药物在体内的吸收、分布、代谢和排泄均需要跨细胞转运,主要分为被动和主动两种转运方式。其中主动转运是由转运体(transporter),即分布在细胞膜上,可介导细胞内外物质转运的蛋白介导的。转运体的活性会显著影响细胞内药物浓度水平,从而显著影响药物的疗效、毒性,因此其成为继药物代谢酶之后的另一个研究热点。药物转运体可分为三磷酸腺苷结合盒转运体(ATP‐binding cassette transporter, ABC 转运体)和溶质载体(solute carrier, SLC)转运体。ABC 转运体为外排转运体,是目前种类最多、数量最大的蛋白质超家族之一,以三磷酸腺苷(adenosine triphosphate, ATP)作为驱动力介导药物的外排转运。SLC 转运体通常为摄取转运体,以膜两侧药物浓度差或伴随物质的浓度差为驱动力,介导药物从细胞外转运至细胞内[16]。

由于转运体疏水特征及膜表达程度低的特征,转运体鉴别研究一度难以开展,20 世纪 90 年代的转运体蛋白表达克隆技术的成熟促进了其发展,日本的杉山(Sugiyama)教授开创了药物转运体的研究历史。他首次报道了转运体在普伐他汀肝脏消除中的重要性[17],在此之后,他陆续阐明了主动转运系统在药物跨肝脏、肾脏、小肠和中枢神经系统屏障(血脑屏障和血脑脊液屏障)转运方面的重要作用[18-21]。与此同时,Sugiyama 教授的团队利用分子克隆技术,揭示了 ABC 转运体的外排功能,如多药耐药蛋白(multidrug resistance protein, MRP)(MRP2、MRP3、MRP6),他的研究结果为药物的外排过程提供了分子基础[22]。此外,Sugiyama 教授还揭示了许多临床上重要的药物为肝摄取转运体[如有机阴离子转运多肽 1B1(organic anion transport peptide 1B1, OATP1B1)和 OATP1B3]或外排转运体[如 MRP2 和乳腺癌耐药蛋白(breast cancer resistance protein, BCRP)]的底物,包括 3 -羟基- 3 -甲基戊二酰辅酶 A(3 - hydroxy - 3 - methylglutaryl coenzyme A, HMG - CoA)还原酶抑制剂、血管紧张素转化酶抑制剂(angiotensin converting enzyme inhibitor，ACEI)、血管紧张素Ⅱ受体阻滞剂(angiotensin Ⅱ receptor blocker，ARB)和抗肿瘤药物(甲氨蝶呤和 SN-38)[23,24]，以更好地解释这些药物从体循环中的清除途径。21 世纪初，Sugiyama 教授对药物转运体的研究扩展到阐明导致药物处置的个体间差异的因素，如药物-药物相互作用(drug-drug interaction，DDI)和基因组学[25,26]，他确定了药物转运体的单核苷酸多态性(single nucleotide polymorphism，SNP)，这些多态性与底物药物全身暴露的个体间差异有关。

　　基于在药物转运体研究方面的成就，Sugiyama 教授将药动学推向了分子药动学水平[27,28]。他向我们展示了如何基于蛋白质、细胞器和细胞水平的数据定量预测到机体水平，这种方法即体外-体内外推(in vitro-in vivo extrapolation，IVIVE)，用生理和经验比例因子(scaling factor)及遵守物质平衡规则的微分方程(组)预测系统药动学特征，以定量表征膜转运、药物代谢和新化学实体的蛋白质结合过程中由于物种差异引起的不确定性，并将实验动物的临床前数据与临床实际情况联系起来。由此，我们可以较为准确地基于非临床数据预测临床药动学特征(如静态机制模型法和动态机制模型法[29])。该预测逐渐由对清除率等药动学参数的定量预测，拓展到涉及代谢酶和转运体的药物-药物相互作用的预测，以及由遗传多态性引起的个体间变异。美国华盛顿大学、加州大学旧金山分校、布法罗分校与国内多个课题组在药动学影响的基础上继续探索[30]，研究代谢酶与转运体对基于组织浓度的药效、毒性的影响[31]，并不断揭示新的重要转运体[32,33]。这些探索部分内容现在已经从最初纯粹的学术角度转变为现今全球制药行业的实际日常应用。人体药效或安全性主要依赖靶部位药物浓度，因而更容易受到组织转运体影响。但因为特定靶组织药物常常只占系统药物的很小一部分，所以组织浓度改变这种影响很难导致血液系统浓度的显著改变，同时因为人体组织浓度很难获取，所以很多真正影响药效或安全性的转运体研究难以开展。随着人体探针、成像显影等可揭示组织浓度的技术逐渐成熟，转运体对靶部位药物浓度介导的药效和安全性的影响将会得到更好的研究与更充分的认识。

四、生理药动学模型的研究历史

　　房室模型虽然可以定量描述血浆药动学特征，但其组织药物浓度一般情况下不特指某一特定器官,因此也无法阐释各个组织药物浓度的动力学变化及其影响因素,也无法基于机制地揭示因组织(尤其是代谢与排泄器官)特征(如病理条件或特定人群生理条件)改变后,血浆与组织药物浓度的动力学变化程度。因此,与简化外周器官为少数(通常为1~2个)房室的房室模型不同,研究者开发出生理药代动力学(physiologically-based pharmacokinetics,PBPK)模型,简称生理药动学模型,以更好地机制性预测机体药动学特征。PBPK模型定义为通过一系列数学方程(组)整合人体的生理系统参数(如器官血流量、器官体积、酶丰度等)和药物特异性参数(如分子量、亲脂性、溶解度等理化性质),以及吸收、分布、代谢与排泄相关机制数据(如酶代谢动力学参数、肠细胞膜通过率、转运体动力学),模拟机体循环系统,将机体各组织或器官的药物浓度动态连接起来,构建药物浓度在体内各组织或器官的模型,以描述其随时间变化的规律,从而更准确地预测人体内各个器官甚至细胞层面的药动学特征,以及不同生理病理情况下的药动学变化,从而为高效新药开发和临床治疗方案优化奠定基础。

最早的PBPK模型概念起始于1937年Teorell的工作[34],他提出了一个由五房室组成的药动学模型的概念,并用数学公式详细描述了各房室的动力学规律,其最初目的是希望从生理和机制角度来描述药物在体内的变化特征。但由于数学运算能力的限制,并未达成预期目标。1960年,Bellman等[35]进一步从数学角度对该模型进行了完善,提出与实际生理环境更为接近且能够解析的模型,包括毛细血管、细胞和细胞间隙,用以研究药物在器官内的分布,这是PBPK模型真正有意义的发展。1966年,Bischoff和Dedrick[36]根据解剖学的知识,将各种组织用体液流向加以连接,可以实现哺乳类动物中药物分布的预测,这些工作为PBPK模型预测各种器官或组织中的药物经时变化过程,以及在不同种属间的外推功能奠定了基础。1974年,Rowland等[37]发表了灌注药学模型预测利多卡因药动学特征。肝脏药物的动力学概念最早由Tait于1963年提出,之后主要由Rowland推动,多个科学家团队共同合作,1977年由Pang与Rowland[38]命名混合良好模型(well-stirred model)和平行管模型(parallel tube model),并对两者进行了系统比较。同年,Harrison和Gibaldi[39]率先发表了以PBPK为题的文章。1979年,科学家们分别总结了PBPK在抗肿瘤药物[40]和非抗肿瘤药物[41]的使用。同年,Chen与Gross[40]介绍了组织-血浆分配比参数及其在PBPK模型中的应用。

经过多年的逐步发展,2011 年 Rowland 等[42]于《药理学与毒理学年鉴》(*Annual Review of Pharmacology and Toxicology*)杂志中系统总结了 PBPK 模型的概念、组成和应用。在临床新药开发方面,生理学、解剖学的进展,使各种生理参数不断完善,药物在体内的转化知识不断深入,加上计算机技术的发展和普及,为 PBPK 模型的发展和应用提供了有利的条件,使其成为近代药理学和毒理学研究中的一个有力工具。自 2008 年美国食品药品监督管理局(Food and Drug Administration,FDA)接收到的第一例基于 PBPK 模型支持新药注册的案例开始,PBPK 模型在新药临床开发中发挥着越来越重要的作用。其间,赵平博士对新药开发中 PBPK 模型研究的应用起到较大的推动作用[43,44]。作为 FDA 当时的核心人员,赵平博士积极推动并努力总结研究规律,领衔起草了第一个创新药 PBPK 模型研究指南(明确报告的主要内容)。在欧盟出台了创新药开发中 PBPK 模型报告的指南之后,美国也在赵亮博士的领导下就仿制药制剂开发中 PBPK 模型的研究策略出台了相关指南,我国也在药物-药物相互作用和特定人群研究中提倡使用 PBPK 模型研究方法,这些均为 PBPK 模型在新药开发方面的应用拓展了空间,使其在药物-药物相互作用评价[45]、特定人群新药开发与精准用药[43]、局部用药(如肺吸入制剂[46]、眼科制剂[47]、皮肤制剂[48])、特殊组织(如脑[49])药动药效学(如果药动学与药效学相关联)评价,以及生物药剂学等方面发挥越来越重要的作用。

PBPK 模型发展期间也诞生了多种用户友好的商业软件,如德国拜尔公司的 PK‑Sim®、美国 Certara 公司的 Simcyp Simulator® 和美国 Simulations Plus 公司的 GastroPlus™等,各个商业软件的模型结构存在差异,且功能侧重点不同。近 20 年间,随着软件集成能力增强,PBPK 模型已经从预测药物、毒物和环境化合物的暴露拓展到定量理解生物的生理与生物学特征,这也在不断拓展 PBPK 模型的应用场景,一个具体的体现就是有关 PBPK 模型的文章在药理与毒理方面的应用呈现指数式增长。目前,虽然转运体介导的药物-药物相互作用、代谢酶-转运体相互作用、早产儿/高龄老人等特定人群、大分子药物、新递送系统(如脂质体、小干扰 RNA 等)等药动学研究难点或新型药物的药动学规律仍有待进一步研究,相信随着有关 PBPK 模型技术的不断进步,以及其与药学等相关学科更紧密地结合,PBPK 模型必将为增加药物的研发效率和研发成功率做出突出的贡献。

第二节　药效学概念与研究历史

一、药效学的基本概念

药效动力学（pharmacodynamics，PD），简称药效学，主要研究药物对机体的作用（包括有效性与安全性）机制、特征及其影响因素，可用来定量描述系统或局部的药物浓度与所产生的效果之间的经时关系，从而解释药效学变异（如药物浓度相同药效却不同）的原因。广义的药效学包括有效性指标和毒性指标。一般而言，药效学信号传递因果链中的变量（如靶点结合、细胞内信号转导、信号转录等）比药动学（如血药浓度、组织浓度、代谢物浓度等）更多，其变异也更大，因此其研究挑战也相对更大。药效学是在药动学基础上，直接揭示药物效果大小及其影响因素，所以为更好地进行新药开发与精准治疗，需要清楚阐释药效学特征，除非该药的药效学环节并非限速环节（这种情况很少）。同时，研究观察到的患者治疗效果，是疾病进展和纯药物效果的综合效果，因此在疾病进程变化较快或较显著时，药效学研究也需要考虑疾病进程的动力学过程。

二、药效学的历史和发展

早在1910年，希尔（Hill）教授报道可使用希尔方程（Hill equation）描述药物浓度与效应之间的关系[50]。同期，保罗·埃利希（Paul Ehrlich）认识到药物只有与受体结合才会发生作用。经过系列研究发现，靶向受体的药物药效通常取决于其与受体的结合程度和时长。此时，受体部位的药物浓度及受体结合后触发的上下游信号转导程度与效率决定了药物的作用强度（图0-1）。这种多级调控中受体数量、敏感性及信号传递程度与速度的个体间变异导致个体之间对药物作用的敏感性和耐受程度存在差异。

为定量描述药物通过受体结合发挥作用的过程，克拉克（Clark）教授于1933年率先提出受体-药物结合发挥作用的理论：受体占据理论。针对相同靶点不同药物的最大响应不同，阿里森（Ariëns）与史蒂芬森（Stephenson）分别在1954年和1956年提出内在活性因子概念。

限于临床试验取样难度，临床药效学研究主要集中于研究系统药物暴露-

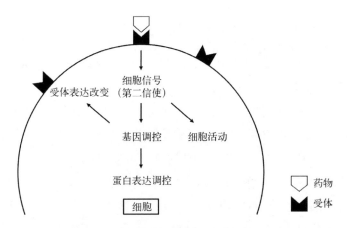

图 0-1 作用部位药物浓度和效应的关系

系统生物标志物(biomarker)-疾病终点的动力学关系及其影响因素,也可结合非临床研究信息,构建系统,进而可在更大范围研究药效学特征。

20 世纪 50 年代早期的药学主要以化学为导向,作为一门基础科学学科很少或根本不考虑临床方面的应用;因为常见的药物浓度与效果之间的延迟现象,很少有人研究药物浓度-时间关系,也几乎没有药物浓度与效果之间关系的研究或报道[51],甚至在药学课本中也未描述药物浓度与效果之间的关系,故而常规药效学实验并不测定药物浓度。为了探索药物浓度与效应之间的关系,药效学先驱 Levy 教授在研究工作中注意到一些有趣的现象:给药后镇痛效果的下降速度与药物浓度的下降速度相关。Levy 教授在 1964 年首次报告了这一观察结果,并得出结论:临床镇痛的时间进程与对数药物浓度相关[52]。在此之后,Levy 教授一直在思考药动学和药效学的时间过程之间的关系,并于 1966 年发表了第一个药效学的方程[图 0-2,式(0-2)][53]。

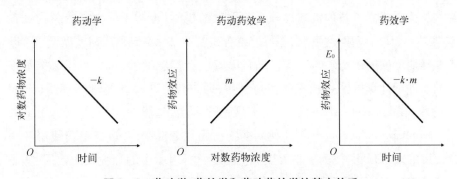

图 0-2 药动学、药效学和药动药效学的基本关系

$$E = E_0 - k_e \times m \times t \qquad\qquad (0-2)$$

式中,E 和 E_0 分别为药物动态药效及基线药效;k_e 为药物效应一级消除速率常数;m 为药物浓度与效应的定量关系(浓度较低时为线性关系);t 为时间。

1968 年,药动学家瓦格纳(Wagner)率先在论文中指出,在整个药物作用强度范围内,许多药物浓度-效应关系都适用于希尔方程。随着计算机技术的广泛应用,希尔方程可以准确地预测药物在峰浓度时的效应[54]。为解释药动学和药效学的时间迟滞效应,1971 年威廉·朱斯科(William Jusko)针对细胞毒药物开发出细胞杀伤(cell killing)模型[55]。1979 年,加利福尼亚大学旧金山分校的临床药理专家路易斯·谢纳(Lewis Sheiner)和唐纳德·斯坦斯基(Donald Stanski)教授通过构建多房室模型的方式解释药物效应的延迟现象[55]。同年,乌普萨拉大学的伦纳特·帕尔佐(Lennart Paalzow)教授报告了几种出现双相效应(即药物在不同的剂量水平下可以产生不同的效果)的药物,并推测这可能是由于两种受体在不同浓度范围内引起相反的效果(如升高或降低血压)。1983 年,布莱克(Black)与莱夫(Leff)开发出转导模型(transduction model)[55]。1993 年,William Jusko 通过研究华法林的抗凝血作用,系统总结了 4 种作用范式的间接效应模型,其成为药效学模型研究的主要模型[56,57]。Lewis Sheiner、Donald Stanski、理查德·拉隆德(Richard Lalonde)教授和其他很多科学家开发了临床试验模拟技术,进一步推动了 PKPD 模型在药物开发中的应用[51-53,58,59]。

之后,纽约州立大学布法罗分校众多科学家[以 William Jusko、唐纳德·麦格(Donald Mager)、约瑟夫·巴尔塔萨(Joseph Balthasar)和沃杰奇·克日扎诺夫斯基(Wojciech Krzyzanski)等教授为代表]和其他欧美科学家们基于典型药理学机制建立了各种机制性和经验性数学模型,包括靶标介导的药物处置模型[60,61]、日内节律模型[62]、不可逆结合模型[63]、反跳或负反馈模型[64]等,以更准确地定量描述药效学特征。并且随着生物标志物的开发、组织成像等技术的发展和计算机信息技术的快速进步,通过建立小系统药理学模型(small systems pharmacology model)[65]或扩展的定量系统药理学模型(quantitative systems pharmacology model)[66]阐释药物作用复杂机制,并进行单药使用和联合使用的效果预测,使药效学得以更机制地分析组织中的药物效应数据,从而更好地支持新药开发和精准治疗。

第三节 临床药理学概念与研究历史

临床药理学(clinical pharmacology)之起源可追溯至很早,如我国古代就有"君有病饮药臣先尝之""神农尝百草"的记载。国外有记载率先用人直接进行药理疗效的观察案例,是 1747 年林德(Lind)用柠檬、橘子治疗患有坏血病的船员。大约在 17 世纪,尽管缺乏用来检验药物起效的方法,医生们仍然应用各种方法来研究传统疗法[67]。从 18 世纪末到 20 世纪初,化学和生理学取得了很大进展,为理解药物如何在组织和器官水平上发挥作用奠定了必要的基础。化学合成取得的进步使制造商能够大量制造和销售他们声称有效的药物,但在许多实际情况下,这些药物在人体内对疾病治疗毫无价值。19 世纪末,在医学建立合理的治疗概念之前,没有评估这些药物疗效的方法。20 世纪初,受体理论的产生和发展使人们能更好地了解药物的作用方式,并支持新药的安全有效开发[68]。20 世纪 60 年代,联邦德国"反应停"事件的发生,使得临床药理研究真正受到国家有关行政部门和医药科学界的重视,从而确立了它在新药研究中的重要位置。

临床药理学作为基于实验药理学和药物临床治疗学的新学科,在科学基础与社会经济需求的时代背景下产生。保罗·马蒂尼(Paul Martini)教授于 1932 年出版了一本名为《治疗研究方法论》[69]的专著,总结了他在临床中研究药物作用的相关经验。书中介绍了临床研究中使用安慰剂、对照组、分层和评分量表的具体方法,描述了"N of 1"(单病例随机对照)试验设计实施的过程,并强调了在开始试验前评估样本量的充分性和建立基线条件的必要性,至今仍具有一定参考意义。此外,Paul Martini 教授还非常重视临床研究的伦理学问题,曾在德国内科学会上就纳粹德国罪行和纽伦堡审判问题发表了演讲,抨击纳粹医生对战俘和集中营囚犯进行非人道医学试验的行为,被人们誉为"德国医学的良知"[69-71]。1947 年,美国的戈尔德(Gold)教授于康奈尔大学举办了临床药理学讲座,自此临床药理学正式作为一个新兴学科出现。Gold 教授是第一批研究药物-药物相互作用的学者,论证了在新药开发中药物代谢速度和程度的重要性,大力推广了临床试验原理及双盲试验和安慰剂效应等概念,提出了"生物利用度"的概念,确立药动学研究在药物安全性和有效性评估中的重要性[72-79]。1954 年约翰斯·霍普金斯（Johns Hopkins）大学建立了第一个临床药理室，1972 年瑞典卡罗林斯卡（Karolinska）医学院附属霍定（Huddings）医院建立了临床药理室，并接纳各国学者前来进修。莫德尔（Modell）教授总结了常用抗心绞痛药物的作用方式及疗效，以及心绞痛的预防疗法；通过量化的临床指标评价洋地黄药物的药效，并研究其药动学及药效-时间变化特征；他还建立了临床药理学学科，明确了临床药理学家的具体概念和资格认证，强调了设立临床药理学研究单位的必要性，致力于促进临床药理学研究的发展[80-83]。可以说，Modell 教授奠定了现代临床药理学研究体系的基础。20 世纪 70 年代，谢纳（Sheiner）和斯图尔特·比尔（Stuart Beal）创立了群体药动学，两人共同开发了非线性混合效应模型（NONMEN）软件，1980 年推出 NONMEM 软件用以进行群体药动学分析。Sheiner 教授于 1997 年提出了基于"建模与模拟"的新药临床开发"学习-验证"循环，是剂量-暴露量-效应关系的定量研究先驱[84-89]。

临床药理学学会在国外发展较早。1967 年，意大利成为欧洲第一个成立全国临床药理学会的国家。1971 年，美国也正式成立了临床药理学会。国际药理联合会（IUPHAR）为了促进临床药理学的发展特地建立了临床药理专业组。1980 年，第一届国际临床药理学与治疗学会议在英国伦敦召开。第二届（1983 年）和第三届（1986 年）国际临床药理学与治疗学会议分别在美国华盛顿和瑞典斯德哥尔摩召开，之后大约每 3 年召开一次。目前，对临床药理学研究影响较大的会议，还包括美国临床药理学与治疗学协会（ASCPT）、美国临床药理学会（ACCP）和美国定量药理学学会（ACOP）年会，以及欧洲临床药理学与治疗学协会（EACPT）和欧洲定量药理学学会（PAGE）会议。

1980 年，我国卫生部在北京医科大学（现北京大学医学部）成立了我国首个临床药理研究所，由我国著名临床药理学家李家泰教授担任所长，其为国内最早开展药物临床试验的机构之一。1980 年以来在卫生部支持下，全国各地医学院校与医院相继建立临床药理研究或教学组织机构，包括北京医科大学、北京协和医院、同济医科大学（现华中科技大学同济医学院）、湖南医科大学（现中南大学湘雅医学院）、安徽医科大学、中山医学院（现中山大学中山医学院）、上海医科大学（现复旦大学上海医学院）、华西医科大学（现四川大学华西医学中心）、山东大学等。近 20 年来，随着国家科技实力逐渐增强及人民生活水平提升，我国创新药开发量显著增加，临床药理学研究为我国自主创新药提供强力支持,为我国创新药进入三期试验最终上市奠定基础的同时,也为我国创新药临床开发培养了一批人才。

1979 年 7 月,第一次全国临床药理学学术大会在北京举行,截至 2022 年,已组织召开了 18 次全国性的临床药理学术研讨会。此外,中国药理学会下属的定量药理学专业委员会、药物代谢专业委员会、生化与分子药理专业委员会、分析药理学专业委员会也从各自角度支持精准治疗和新药开发,可供临床药理学家学习与交流。

第四节　临床药动药效学特点与未来研究热点

一、临床药动药效学学科特点

(一)临床药动药效学研究特点及其研究方法

临床药动药效学研究综合应用药理学、临床医学、分析化学、统计学、计算机等学科知识研究药物在人体的剂量-暴露量-效应机制、关系及其影响因素是临床药理学研究的主要内容,在现代药物研发和个体化治疗中扮演着核心角色。其主要研究特点是将实验获得的数据(如血药浓度-时间曲线)转化为信息(如药物暴露量、清除率),进而揭示新知识和规律(剂量-暴露量-效应定量关系及其影响因素),为下一步研究提供科学支持。这一过程不仅涉及数据的收集和分析,也包括对数据背后生物学机制的深入理解和应用。

临床药理学研究也遵循实验学科的一般规律:先通过调研与思考确定研究科学假设,然后依据已有知识和科学假设设计试验(有条件的需要先进行预试验),然后依次进行试验、数据初步分析和深层次分析,最后得到结论,并与假设比较。在上述基本规律和扎斯科(Jusko)提出的研究决策树的基础上,本文依据临床药理学特点与最新进展绘制了图 0 - 3(修改自 Jusko 提出的研究决策树),它将临床药动药效学模型与实验设计、数据分析和临床应用相结合,为研究者提供了一个系统性的研究框架。该方法不仅强调研究的科学性,还体现了转化科学和交叉科学的特点,即跨越多个学科领域的界限,将实验室研究的发现转化为临床实践。

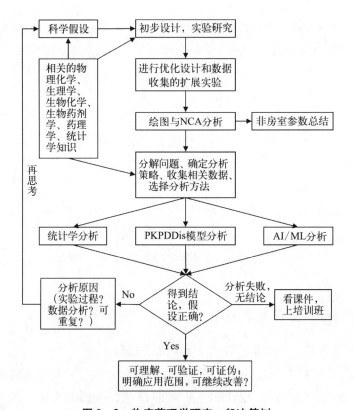

图 0-3　临床药理学研究一般决策树

AI/ML 是指 artificial intelligence/machine learning，即人工智能/机器学习；
PKPDDis 是指 pharmacokinetics-pharmacodynamics-disease，即药动学-药效学-疾病；NCA 是指 non-compartmental analysis，即非房室分析方法

（二）临床药动药效学学习特点

临床药动药效学学习需要具备临床转化思想，体现在利用分子机制，确定研究指标，描述以疾病特征和用药依从性等临床场景为背景的药物剂量-暴露量-效应关系及其影响因素，为精准用药和新药开发提供科学依据，实现从实验室到临床应用的转化。例如，通过综合基因组学、转录组学、蛋白质组学和代谢组学数据，研究者能够识别影响药物效应的生物标志物，进而精准指导临床治疗决策。因此，临床药动药效学研究具备多学科交叉特点，研究者需要针对特定临床问题，综合临床医学、临床药动药效学、生物统计学和计算机科学（包括数学和生物工程）等多学科知识进行研究。这要求研究者具备多学科学习的能力、刻苦钻研的能力、信息综合和抽象的能力（即透过现象看本质的能

力）、专注力、良好的情商（沟通能力）及领导力。这些能力不仅有助于科学研究的深入，也对跨学科合作和团队领导至关重要。此外，成为一名优秀的临床药动药效学研究者，除了需要具备扎实的基础知识，还需要通过系统的方法学培训来掌握必要的研究工具和技能，而积极实践则能够帮助他们更好地掌握这些知识和技能，解决实际问题。

二、未来研究热点

（一）精准治疗

精准治疗的未来研究将重点关注疾病的精准分类和个体化药物治疗，以真正实现个体化治疗，最大化疗效，减少或消除不良反应为最终目的。通过深入理解疾病的分子机制和病理特征，研究人员能够开发针对性的治疗方案，这些方案不仅限于药物的选择和给药方案，还包括治疗方法的优化，尤其是针对严重疾病和特定人群。例如，具有遗传易感性的个体或特定生物标志物表达的患者，精准治疗能够为其提供更为有效的治疗路径。未来研究将通过整合基因组学、蛋白质组学和代谢组学等多组学信息来指导治疗决策，以达到精准给药和疗效最大化。

（二）新药发现与临床开发

1. 新药发现

新药发现的过程现在覆盖了从基础研究、靶点验证到临床前开发的完整链条。这一过程强调在药物发现的每个阶段应用系统方法（如定量系统药理学、系统生物学等方法），以揭示疾病机制和药物作用的网络。全链条方法使得新药研发不仅仅依靠偶然发现，而是通过策略性地整合从基因到蛋白，再到细胞和组织层面的数据，构建一个全面的疾病和治疗模型。这种方法有望提高新药发现的效率和成功率，同时减少研发过程中无效药物的淘汰率。

2. 早期临床开发与晚期临床药理学研究

早期临床开发与晚期临床药理学研究正在转向"all-in-one"（全合一）模式，尤其是在生物药物的领域，包括基因治疗和细胞治疗。这种模式强调从药物发现的早期阶段就整合安全性、药动学和药效学数据，预测药物的临床表现，最终以仅开启一个验证性临床试验就上市为目标，尚需很长时间才可实现。此外，生物药物的开发越来越依赖于精准医疗，即利用患者的基因组信息来指导治疗。这要求研发团队在整个临床开发过程中采用跨学科的方法，同时，对生物药物的研究也必须更早地纳入疾病机制和患者特异性反应的考量，以实现治疗的个体化和优化。

（三）研究新技术

近年来，新技术不断出现，作为运用多学科知识解决特定临床治疗问题的转化学科，临床药理学研究者需不断从新技术中汲取营养，以更好地支持精准治疗和新药开发。新技术主要包括建模与模拟[模型引导的精准用药（model-informed precision dosing，MIPD）、模型引导的药物研发（model-informed drug development，MIDD）、AI 和 ML]、真实世界研究与真实世界证据、生物标志物（主要开发预测性、机制性、药效学相关的生物标志物）、多组学技术与生物信息学（基因组、转录组、蛋白质组、代谢组、肠道菌群）、新型临床研究技术[如分子影像学、皮肤开放式微灌注（dermal open flow microperfusion，dOFM）、微剂量鸡尾酒、可穿戴设备]及新型非临床研究技术（人源化动物、类器官、类器官芯片）。这些技术的应用，有望更好地揭示药物在人体内的药动药效学特征，以支持临床治疗和更高效安全的新药开发。本书将在之后的章节具体介绍这些技术及其应用。

绪论
参考文献

（刘东阳　赵　亮）

静脉注射给药药动学

本章学习目标

1. 掌握静脉注射给药药动学常见术语和药动学参数。
2. 掌握依据血药浓度-时间曲线计算基本药动学参数,依据基本药动学参数计算血药浓度-时间曲线。
3. 理解静脉注射给药的动力学过程,特殊动力学特征,描述分布动力学对血药浓度-时间曲线的影响。
4. 理解平均驻留时间,解释清除率与分布容积决定消除速率常数和半衰期。
5. 了解药动学一房室模型和二房室模型。

　　药代动力学(pharmacokinetics, PK),简称药动学,是研究人体对药物作用的一门学科,通过研究人体内药物浓度随时间的变化过程来描述药物的吸收、分布、代谢、排泄(absorption、distribution、metabolism、excretion, ADME)特征,并揭示其机制、定量动态规律和关键影响因素。其中分布、代谢和排泄统称为处置(disposition),代谢和排泄统称为消除(elimination)。

　　给药途径可分为血管内给药和血管外给药,表1-1列举了两种给药途径的示例和特点。血管内给药可以使全部药物进入血液循环,依据给药部位不同可分为静脉血管内给药和动脉血管内给药,动脉血管内给药操作困难且危险性高,因此静脉血管内给药更为常用。静脉给药虽然不如口服给药常见,但其没有吸收过程,相对比较简单,可以让我们更准确地研究和理解体内分布和消除过程。静脉血管内给药依据给药方式和速率的不同又可分为静脉注射给药(intravenous bolus, i.v. bolus)和静脉输注给药(intravenous infusion, i.v.

infusion)。静脉注射给药为在较短时间内将全部药物推注到静脉,可迅速达到较高的血药浓度;而静脉输注给药在一段时间内以一定速率持续输入静脉,可维持稳定的血药浓度,避免出现过大幅度血药浓度波动。血管外给药包括口服、皮下注射、肌内注射、呼吸道吸入、皮肤贴敷等多种方式。与血管内给药相比,血管外给药的特点在于增加了药物吸收的过程,药物必须经过给药部位吸收才能到达全身部位。研究者可以通过分析静脉给药后血液、血浆或尿液药物浓度-时间数据,获得药动学参数,以评价一种药物的药动学基本特征。本章节将系统介绍静脉注射给药的药动学基本特征、药动学术语、基本参数及计算公式,使读者理解静脉注射给药后人体药动学过程及其特征。

表 1-1 血管内给药和血管外给药示例与特点

给药途径		示 例	给药方案	适应证	特 点
血管内	静脉注射	奥美拉唑	0.7~3.5 mg/(kg·d)	消化道出血	快速起效;易控制;无吸收过程
		肝素钠	8 000~10 000 U 2次/日	静脉血栓	
	静脉输注	利多卡因	20~50 μg/(kg·min)	心律不齐	
血管外	口服	二甲双胍	500~800 mg 2次/日	高血糖	依从性高
	皮下注射	门冬胰岛素	0.5~1.0 U/d	高血糖	无首过效应

第一节 静脉注射给药的处置过程

一、一般生理过程

手臂肘窝的贵要静脉、正中静脉或手背部浅静脉是常用的静脉注射给药部位,药物进入静脉中会随着静脉血液进入上腔静脉,经右心房、右心室和肺动脉而进入肺,之后随肺静脉流出经左心房、左心室和主动脉而进入动脉系统,最终随着动脉血液循环进入全身各组织器官中[1]。图 1-1 展示了静脉注射给药后生理处置的一般过程。静脉注射给药后,药物在体内的处置包括分布和消除这两个过程。

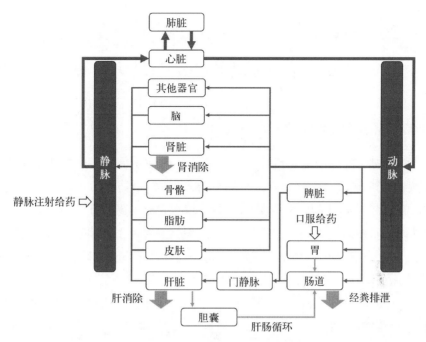

图1-1　静脉注射给药后生理处置过程示意图

二、分布

　　药物在血液和组织器官之间的转运过程称为分布,这个过程多为可逆的。对于少部分药物,分布过程很快完成,即在较短时间内达到可逆的平衡,故而采样时间的血药浓度难以反映其快速分布的特征。而对于大部分药物来说,其在血液和组织之间的分布过程需要一定时间,通过合理安排血药浓度的采集时间可以在一定程度上观察到分布特征。但由于生理和解剖特征,分布与消除之间是紧密联系的,药物分布到各组织器官同时也分布到消除器官,血药浓度的下降往往是分布和消除共同作用的表现。

三、消除

　　消除是一种机体将药物清除的不可逆过程,消除包括代谢和排泄两个过程。代谢是指原型药物经由酶的生化反应而转化为另一种物质,肝脏是人体最大的药物代谢器官。而排泄则是原型药物的不可逆丢失,排泄的主要器官为肾脏和肝脏,分别经过尿液排泄和胆汁排泄两个通路将药物排出体外,消化道、肺和皮肤也可通过粪便、呼气及挥发的方式排泄少量药物。

第二节　单指数处置特征与动力学概念

一、血药浓度-时间曲线

血药浓度-时间曲线是研究药动学特征的最常用数据。通常测定血浆或血清中的药物浓度,用常数坐标绘制药物静脉注射给药之后各时间点的血药浓度,完成注射给药的时间计为 0 时(假定瞬时完成给药),此时药物全部进入血液循环中,在第一个采血时间可观察到最大血药浓度,同时药物在体内达到迅速且均匀地分布,随着机体对药物的消除过程,血药浓度逐渐降低(图 1-2A)。如果将血药浓度-时间曲线的纵坐标对数化,即将血药浓度数据取自然对数值(图 1-2B),可观察到血药浓度随时间呈对数线性降低,这种药动学特征称为单指数处置特征。

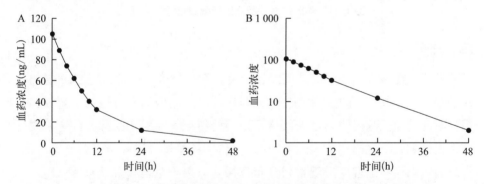

图 1-2　某药物静脉注射给药单指数处置动力学血药浓度-时间曲线示意图
A. 常数坐标示意图;B. 半对数坐标示意图

二、观测性参数

当药物分布进入组织器官,在血液与组织之间完成分布动态平衡,此后血药浓度的改变比例反映了药物在组织器官中被消除的比例。这一阶段在血药浓度-时间曲线上表现出的血药浓度的下降,主要是由药物从体内消除所致,因此这一阶段称为消除相。消除相血药浓度呈现等比例下降,即经过一定时间下降一定比例,如图 1-3 所示。

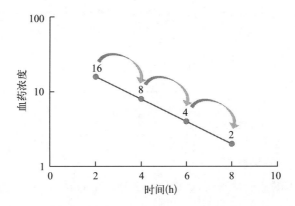

图 1-3　单指数处置特征半对数血药浓度-时间曲线的消除相

（一）消除相斜率与消除速率常数

根据图 1-3 消除相示意图可以观察到消除相在半对数坐标图上接近一条直线，该直线的斜率（slope）反映了一定时间内血药浓度下降的快慢。体内血药浓度（concentration，C）或药量（amount，A）随时间变化的速率，称为消除速率常数（rate constant of elimination），用 k_e 表示。

由消除相斜率可计算 k_e，即 k_e 等于直线斜率的负值。公式为

$$k_e = - \text{slope} = - (\ln C_{t_1} - \ln C_{t_2}) / (t_1 - t_2) \tag{1-1}$$

式中，slope 为末端消除相的直线斜率；t_1 和 t_2 分别为末端消除相两个具有可测定浓度的时间点；C_{t_1} 和 C_{t_2} 分别为 t_1 和 t_2 时间点对应的药物浓度。根据式（1-1），当 t_1 为 0 时可推导 t 时血药浓度（C_t），公式为

$$\ln C_t = \ln C_0 - k_e \times t \tag{1-2}$$

$$C_t = C_0 \times e^{-k_e \times t} \tag{1-3}$$

式中，C_0 为 0 时初始血药浓度；C_t 为 t 时的血药浓度。

（二）消除相半衰期

消除相半衰期（half-life，$t_{1/2}$）被定义为体内药量（或浓度）下降一半所需的时间。根据式（1-1）及消除相半衰期的定义，假设 t_1 时药物浓度 C_{t_1} 经过一

个半衰期时间至 t_2(即 $t_{1/2} = t_2 - t_1$)时浓度 C_{t_2} 下降一半(即 C_{t_2} 为 C_{t_1} 的一半),推导可知

$$\ln 2 = k_e \times t_{1/2} \tag{1-4}$$

$$t_{1/2} = \frac{0.693}{k_e} \tag{1-5}$$

(三)达峰时间和峰浓度

给药后出现的血药浓度最大值称为峰浓度(maximum concentration, C_{max}),而达到峰浓度所需的时间则称为达峰时间(time to the C_{max}, T_{max})。静脉注射给药结束时体内药量最大,0 时浓度(C_0)即为峰浓度,0 时即为达峰时间。由于采样时间等因素限制,一般在静脉注射给药后的血药浓度-时间曲线上难以直接观测到真正的 0 时浓度值,但对于单指数处置特征的药物静脉注射给药后可以根据末端消除相直线斜率拟合消除相方程,通过计算直线截距而外推 C_0。例如,如图 1-4 所示,通过计算消除相斜率,外推直线截距为 32 ng/mL,可知该药物静脉注射给药后的 C_{max} 为 32 ng/mL。

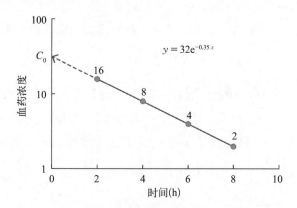

图 1-4　外推静脉注射给药峰浓度半对数坐标示意图

(四)血药浓度-时间曲线下面积

血药浓度-时间曲线下面积(area under the curve, AUC)是反映体内总的药物暴露量的重要指标。可利用梯形法则(trapezoidal rule)原理计算 AUC,如图 1-5 所示,血药浓度-时间曲线依据最后一个可测定浓度的时间点(t)分为

两部分,从 0 时至 t 时根据浓度和时间数值可将血药浓度–时间曲线分割成多个小梯形,通过计算梯形面积并累加起来可得到 0 时至 t 时的 $AUC(AUC_{0-t})$。而 t 时至无穷大(∞)时的 AUC 可依据单指数处置特征,利用消除速率常数 k_e 进行面积外推。

$$AUC_{0-\infty} = AUC_{0-t} + AUC_{t-\infty} \qquad (1-6)$$

$$AUC_{0-t} = \sum_{i=1}^{i=t} \frac{(C_i + C_{i-1})}{2} \times (t_i - t_{i-1}) \qquad (1-7)$$

$$AUC_{t-\infty} = \frac{C_t}{k_e} \qquad (1-8)$$

式中,AUC_{0-t} 为 0 时至最后一个可测定浓度的 t 时之间的曲线下面积;$AUC_{t-\infty}$ 为 t 时至无穷大时之间的外推的曲线下面积;C_t 为最后一个可测定浓度值。

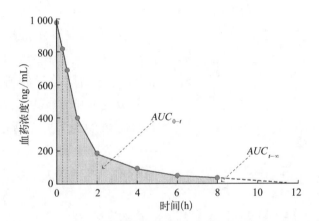

图 1-5　梯形面积法计算 AUC 示意图

计算 AUC 还可以使用积分法,$C \times \mathrm{d}t$ 是单位时间内血药浓度–时间曲线下的面积,将 $C \times \mathrm{d}t$ 进行积分,可得

$$\int_0^\infty C \times \mathrm{d}t = AUC_{0-\infty} \qquad (1-9)$$

（五）平均驻留时间

药物在机体内消除有一定过程,而药物分子被消除前在体内保留的时间可通过平均驻留时间(mean residence time, MRT)这一参数来衡量。MRT 的计算方法为从 0 到无穷大时间内体内所有药量(A)累加起来除以给药剂量(dose),即

$$MRT = \frac{\int_0^\infty A \times \mathrm{d}t}{\mathrm{dose}} \quad (1-10)$$

静脉注射给药且符合单指数处置一级消除特征时,上式 MRT 可通过下式计算。

$$MRT = \frac{\int_0^\infty \mathrm{dose} \times \mathrm{e}^{-k_e t} \times \mathrm{d}t}{\mathrm{dose}} = \frac{1}{k_e} \quad (1-11)$$

三、药动学参数

(一)清除率

如图 1-6 所示,在药物的消除过程,动脉血内的药物随血流流入消除器官,血流量用 Q 表示,进入消除器官的浓度(C_A)与消除器官内浓度(C)相同,经过消除器官的消除,药物再随静脉血离开消除器官,离开消除器官时的浓度为 C_V,药物在消除器官中的消除速率即为单位时间内消除的药量。

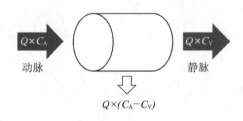

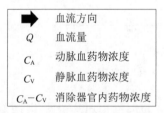

图 1-6 药物消除速率示意图

$$消除速率 = \frac{\Delta A}{\Delta t} = \frac{Q \times (C_A - C_V)}{\Delta t} \quad (1-12)$$

式中,Q 为消除器官的血流量,常用单位为 mL/min;C_A 为药物随血流流入消除器官时的浓度;C_V 为药物随血流流出消除器官时的浓度。

通过清除率(clearance,CL)参数将消除速率($\Delta A / \Delta t$)和消除器官内药物浓度(C)联系起来,清除率定义为单位时间内通过消除器官完全清除的含药体积,常用单位为 L/h 或 mL/min。

$$CL = \frac{\Delta A / \Delta t}{C} \quad (1-13)$$

对式(1-13)积分后,可得

$$CL = \frac{\int_0^\infty \left(\frac{dA}{dt}\right) dt}{\int_0^\infty C dt} = \frac{\text{dose}}{AUC} \qquad (1-14)$$

通过式(1-14)可知 CL 取决于剂量和 AUC,无论静脉注射给药还是血管外给药,通过该方程计算得到的 CL 总是反映机体内全部药物的清除率,因此其也被称为总清除率。清除率是反映机体消除药物能力的重要参数。

（二）分布容积

静脉注射给药后,药物随着血液循环分布到各个组织器官中,迅速达到分布平衡（图1-7）。药物的分布容积（volume of distribution, V）可通过体内药量（A）和血药浓度计算得到[式(1-15)]。在静脉注射给药结束后瞬间体内药量为给药剂量,0 时浓度为 C_0,那么初始分布容积（用 V_0 表示）可通过给药剂量和 C_0 计算得到[式(1-16)]。分布容积反映了体内药量和血药浓度之间的关系,并不代表生理体积,与解剖学上的体积具有差异。

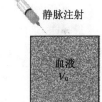

图1-7　分布容积示意图

$$V = \frac{A}{C} \qquad (1-15)$$

$$V_0 = \frac{\text{dose}}{C_0} \qquad (1-16)$$

根据消除速率常数 k_e 的概念,k_e 是消除速率和体内药量的比值,因此

$$k_e = \frac{\Delta A/\Delta t}{A} = \frac{CL \times C}{V \times C} = \frac{CL}{V} \qquad (1-17)$$

$$V = V_z = \frac{CL}{k_e} \qquad (1-18)$$

此时的 V（也用 V_z 表示）反映了消除相的分布容积。静脉注射给药且瞬时分布时,2 个分布容积相等。

$$V_0 = V_z \qquad (1-19)$$

如第一节一般生理过程所述,静脉注射给药后药物随肺循环流入动脉系统,经过全身血液循环实现动脉与静脉的分布平衡过程,只是该过程发生迅速,在药动学研究中往往将其忽略。右心房注射安替比林后,根据从注射一刻起始密集采样的股动脉血药浓度建立的再循环房室模型,可以很好地描述该过程[2],该模型能够估计药物在肺组织、超快平衡组织、快平衡组织和慢平衡组织的分布速率,并确定心输出量在药物处置中的作用。

(三) 二级药动学参数

清除率的大小受到机体消除药物能力的影响,分布容积的大小受到药物在机体内的分布程度,药物与血液、组织结合等生理因素的影响。这两个参数可受到生理因素改变的影响,因此称为主要药动学参数或一级药动学参数。而半衰期、消除速率常数的大小取决于一级药动学参数,因此称为二级药动学参数。对于观测性参数 AUC,同时受到 CL 和剂量的影响,也属于二级药动学参数。

根据式(1-5)和式(1-17)可知

$$t_{1/2} = \frac{0.693}{k_e} = \frac{0.693 \times V}{CL} \qquad (1-20)$$

半衰期 $t_{1/2}$ 及消除速率常数 k_e 由分布容积 V 和清除率 CL 的相对比值决定。如图 1-8 所示,具有不同 CL 的药物可能表现出相同的半衰期,而具有相同 CL 的药物可能表现出不同的半衰期。

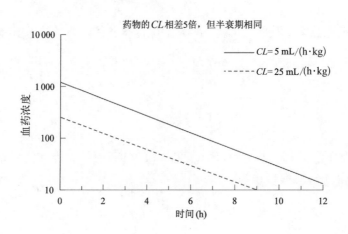

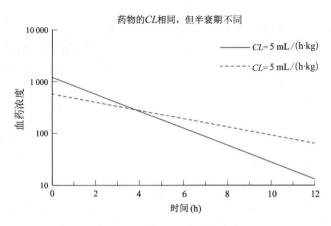

图1-8　清除率 CL 对半衰期 $t_{1/2}$ 的影响的半对数坐标示意图

第三节　多指数处置特征与动力学概念

一、分布相与消除相

　　药物在机体内的分布过程即使是短时间迅速分布,也是有一个从局部分布到全身均匀分布的过程。部分药物静脉注射给药后的血药浓度-时间曲线并不表现为单指数处置特征,而是表现为多指数处置特征。例如,如图1-9所示,某药物静脉注射给药后血药浓度从最大浓度迅速下降,通过半对数图可以更加直观地看出在给药后1 h的时间段中,血药浓度下降迅速,而1 h之后下降缓慢,在半对数图中可以看到两段不同斜率的直线,这种特征称为双指数处置特征。部分药物的半对数血药浓度-时间曲线表现出三段及以上不同斜率的直线段,称为多指数处置特征。本节重点以双指数处置特征为例进行介绍。

(一)分布相

　　如图1-9所示,血药浓度从0~1 h的快速降低阶段称为分布相。在分布相内血药浓度下降主要是由药物在体内的快速分布引起的,药物在所有组织中与血浆中的分布达到平衡需要一定时间,而消除是自药物进入机体之后就开始发生的。在血流量较高血流灌注丰富的高灌注组织中,分布平衡通常较快发生(通常数分钟至数小时内完成),大部分药物随着血流灌注分布在这些组织器官中,导致血药浓度迅速降低,而在这一阶段消除的药量比例通常很小。

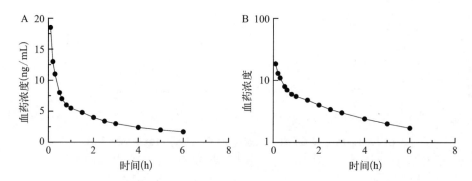

图1-9 静脉注射给药双指数处置动力学血药浓度-时间曲线示意图
A. 常数坐标示意图;B. 半对数坐标示意图

(二)消除相

图1-9中,在给药1 h后血药浓度下降逐渐缓慢,这一段被称为消除相。随着药物在组织中的分布逐渐达到平衡,这时血药浓度的变化反映了组织中药物浓度的变化,这时血药浓度的下降主要是由于组织器官对药物的消除,使机体内分布的药物浓度逐渐降低。因此,消除相主要反映机体消除药物的过程。

需要注意的是,静脉注射给药后,药物的分布和消除是在其进入血液循环后立即发生,并自始至终都存在且不断变化,直至药物完全从机体内消除。由于药物同时存在分布和消除两个过程,当药物的分布速率远大于消除速率时(图1-10A),消除速率成为血药浓度降低的限速步骤,从血药浓度-时间曲线上可以观察到一个短暂的快速分布相,随之而来的是较长时间以一定速率下降的消除相。但当药物的消除速率远大于分布速率时(图1-10B),分布速率则成为血药浓度降低的限速环节,由于消除速率大,给药后较短时间内血药浓度显著降低,当高灌注组织中的药物浓度被大量消除后,高灌注组织中的药物浓度取决于其他组织分布到高灌注组织中的速率,因此在血药浓度-时间曲线的转折点之后出现速率缓慢的消除相。

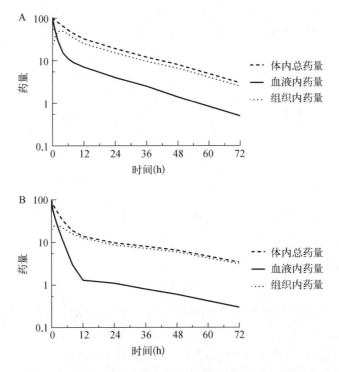

图 1-10 药物分布速率和消除速率差异引起的血液内药量、组织内药量和体内总药量变化的差异半对数坐标示意图[1]

A. 药物分布速率远大于消除速率;B. 药物消除速率远大于分布速率

二、房室模型

药物在体内处置的过程是复杂的,利用数学模型方法进行简化从而定量描述药物在体内的动态变化规律。房室模型是将机体作为由一个或多个房室组成的系统,通过数学动力学方程联结各个房室用以描述药物在各组织或器官间的转运速率。

(一)一房室模型

静脉注射给药后药物在机体内迅速均匀分布,可将机体简化为一个房室,药物在机体内的分布和消除过程可用一房室模型描述,如图 1-11 所示。

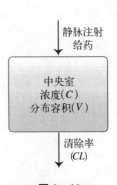

图 1-11
静脉注射给药
一房室模型示意图

该静脉注射给药一房室模型需符合以下假设：① 给药在瞬间完成，无吸收过程；② 体内药物分布在瞬间完成；③ 一级消除速率消除。

$$\frac{\mathrm{d}A}{\mathrm{d}t} = V \times \frac{\mathrm{d}C}{\mathrm{d}t} = -CL \times C \qquad A_0 = \text{dose} \qquad (1-21)$$

$$\frac{\mathrm{d}C}{\mathrm{d}t} = -\frac{CL}{V} \times C = -k_e \times C \qquad C_0 = \frac{\text{dose}}{V} \qquad (1-22)$$

(二) 二房室模型

药物在机体内的双指数处置特征可简化为二房室模型。二房室模型的主要假设为：① 药物在快、慢两个房室中分布；② 药物经一级消除速率消除。

如图 1-12 所示，将药物快速分布的高灌注组织器官简化为一个房室，称为中央室(central compartment)，将药物缓慢分布的低灌注组织器官简化为一个房室，称为外周室(peripheral compartment)。中央室和外周室之间的分布清除率用 CL_d 表示，药物从中央室被消除，用清除率 CL 表示。

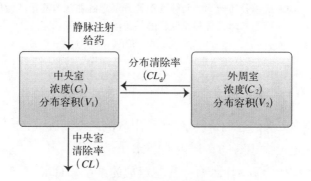

图 1-12　静脉注射给药二房室模型示意图

中央室和外周室中药量变化可用以下方程表示

$$V_1 \times \frac{\mathrm{d}C_1}{\mathrm{d}t} = -CL_d \times C_1 - CL \times C_1 + CL_d \times C_2 \qquad C_{1(0)} = \frac{\text{dose}}{V_1} \qquad (1-23)$$

$$V_2 \times \frac{\mathrm{d}C_2}{\mathrm{d}t} = -CL_d \times C_2 + CL_d \times C_1 \qquad C_{2(0)} = 0 \qquad (1-24)$$

式中，V_1 和 V_2 分别为中央室、外周室的分布容积；C_1 和 C_2 分别为中央室、外周室药物浓度；CL_d 为房室间分布清除率；CL 为中央室清除率；$C_{1(0)}$ 为 0 时中央室药物浓度；$C_{2(0)}$ 为 0 时外周室药物浓度。在中央室和外周室药物分布达到稳态时，两个房室之间交换的药量相等，即

$$CL_d \times C_{1ss} = CL_d \times C_{2ss} \qquad (1-25)$$

$$C_{1ss} = C_{2ss} \qquad (1-26)$$

$$V_{ss} = \frac{V_1 \times C_{1ss} + V_2 \times C_{2ss}}{C_{1ss}} = V_1 + V_2 \qquad (1-27)$$

式中，C_{1ss} 和 C_{2ss} 分别为中央室和外周室在分布稳态时的药物浓度。房室间的分布速率可以用中央室到外周室的分布速率常数（k_{12}）和外周室到中央室的分布速率常数（k_{21}）表示，中央室的消除速率常数以 k_{10} 表示，两个房室药物浓度随时间变化的方程可表示为

$$\frac{\mathrm{d}A_1}{\mathrm{d}t} = -k_{12} \times A_1 - k_{10} \times A_1 + k_{21} \times A_2 \qquad A_{1(0)} = \mathrm{dose} \qquad (1-28)$$

$$\frac{\mathrm{d}A_2}{\mathrm{d}t} = -k_{21} \times A_2 + k_{12} \times A_1 \qquad A_{2(0)} = 0 \qquad (1-29)$$

式中，A_1 和 A_2 分别为中央室、外周室药量；$A_{1(0)}$ 和 $A_{2(0)}$ 分别为 0 时中央室、外周室药量。

中央室和外周室中药物浓度的变化可用以下方程表示

$$\frac{\mathrm{d}C_1}{\mathrm{d}t} = -\frac{(CL + CL_d)}{V_1} \times C_1 + \frac{CL_d}{V1} \times C_2 \qquad C_{1(0)} = \frac{\mathrm{dose}}{V_1} \qquad (1-30)$$

$$\frac{\mathrm{d}C_2}{\mathrm{d}t} = -\frac{CL_d}{V_2} \times C_2 + \frac{CL_d}{V_2} \times C_1 \qquad C_{2(0)} = 0 \qquad (1-31)$$

三、拉普拉斯变换的应用

拉普拉斯（Laplace）变换起源于微积分领域的运算，在药动学领域也有广泛应用。这种方法同时存在拉普拉斯变换和逆变换，把微分方程式从时间领域变换

到另一种以拉普拉斯方程表示的领域,对拉普拉斯方程进行代数简化后,再经过逆变换求解时间领域的方程结果。拉普拉斯变换可参照表1-2的转换对照表。

表1-2 拉普拉斯变换的转换对照表

时 间 函 数	拉普拉斯变换	时 间 函 数	拉普拉斯变换
X	$\overline{X}$	$t \times \mathrm{e}^{-at}$	$\dfrac{1}{(s+a)^2}$
k	k/s	$1 - \mathrm{e}^{-at}$	$\dfrac{a}{s(s+a)}$
$k \times A$	$k \times \overline{A}$	$\mathrm{e}^{-at} - \mathrm{e}^{-bt}$	$\dfrac{b-a}{(s+a)(s+b)}$
$\mathrm{d}C/\mathrm{d}t$	$s \times \overline{C} - C_0$	$\sin\omega t$	$\dfrac{\omega}{s^2 + \omega^2}$
$\delta_T(t) = \sum\limits_{n=0}^{\infty} \delta(t - n \times T)$	$\dfrac{1}{1 - \mathrm{e}^{-Ts}}$	$\cos\omega t$	$\dfrac{s}{s^2 + \omega^2}$
$l(t)$	$\dfrac{1}{s}$	$\mathrm{e}^{-at}\sin\omega t$	$\dfrac{\omega}{(s+a)^2 + \omega^2}$
t	$\dfrac{1}{s^2}$	$\mathrm{e}^{-at}\cos\omega t$	$\dfrac{s+a}{(s+a)^2 + \omega^2}$
$\dfrac{t^2}{2}$	$\dfrac{1}{s^3}$	$a^{t/T}$	$\dfrac{1}{s - \left(\dfrac{1}{T}\right)\ln a}$
e^{-at}	$\dfrac{1}{s+a}$		

以一房室模型的微分方程为例,式(1-21)经过拉普拉斯变换后,可得

$$s \times \overline{C} - \frac{\text{dose}}{V} = -\frac{CL}{V} \times \overline{C} \qquad (1-32)$$

$$s \times \overline{C} + \frac{CL}{V} \times \overline{C} = \frac{\text{dose}}{V} \qquad (1-33)$$

$$\overline{C} \times \left(s + \frac{CL}{V}\right) = \frac{\text{dose}}{V} \qquad (1-34)$$

$$\overline{C} = \frac{\text{dose}}{V \times \left(s + \dfrac{CL}{V}\right)} \qquad (1-35)$$

$$C = \frac{\text{dose}}{V} \times \mathrm{e}^{-\frac{CL}{V}t} \qquad (1-36)$$

最终,可用式(1-36)来描述一房室模型药物浓度随时间的变化过程,根据清除率和分布容积分数可计算任一 t 时刻的药物浓度,简化了微分方程的计算过程。

再以二房室模型的微分方程式(1-30)和式(1-31)为例,经过拉普拉斯变换后可得

$$s \times \overline{C_1} - C_{1(0)} = -\frac{(CL + CL_d)}{V_1} \times \overline{C_1} + \frac{CL_d}{V_1} \times \overline{C_2} \qquad (1-37)$$

$$\overline{C_2} - 0 = -\frac{CL_d}{V_2} \times \overline{C_2} + \frac{CL_d}{V_2} \times \overline{C_1} \qquad (1-38)$$

$$\overline{C_2} = \frac{CL_d}{V_2 \times \left(s + \dfrac{CL_d}{V_2}\right)} \times \overline{C_1} \qquad (1-39)$$

$$s \times \overline{C_1} - C_{1(0)} = -\frac{(CL + CL_d)}{V_1} \times \overline{C_1} + \frac{CL_d^2}{V_1 \times V_2 \times \left(s + \dfrac{CL_d}{V_2}\right)} \times \overline{C_1}$$

$$(1-40)$$

$$\overline{C_1} = -\frac{C_{1(0)}}{s + \dfrac{(CL + CL_d)}{V_1} - \dfrac{CL_d^2}{V_1 \times V_2 \times \left(s + \dfrac{CL_d}{V_2}\right)}} \qquad (1-41)$$

两侧同时乘以 $\left(s + \dfrac{CL_d}{V_2}\right) \Big/ \left(s + \dfrac{CL_d}{V_2}\right)$

$$\overline{C_1} = -\frac{C_{1(0)} \times \left(s + \dfrac{CL_d}{V_2}\right)}{s^2 + s \times \left(\dfrac{(CL + CL_d)}{V_1} + \dfrac{CL_d}{V_2}\right) + \dfrac{CL \times CL_d}{V_1 \times V_2}} \qquad (1-42)$$

令 $\alpha \times \beta = \dfrac{CL \times CL_d}{V_1 \times V_2}$,$\alpha + \beta = \dfrac{CL + CL_d}{V_1} + \dfrac{CL_d}{V_2}$,则

$$\overline{C_1} = -\frac{C_{1(0)} \times \left(s + \dfrac{CL_d}{V_2}\right)}{s^2 + s \times (\alpha + \beta) + \alpha \times \beta} \qquad (1-43)$$

$$\overline{C_1} = -\frac{C_{1(0)} \times \left(s + \dfrac{CL_d}{V_2}\right)}{(s + \alpha) \times (s + \beta)} \tag{1-44}$$

$$C_1 = -\frac{C_{1(0)} \times \left(\dfrac{CL_d}{V_2} - \alpha\right)}{(\beta - \alpha)} \times e^{-\alpha t} + \frac{C_{1(0)} \times \left(\dfrac{CL_d}{V_2} - \beta\right)}{(\alpha - \beta)} \times e^{-\beta t} \tag{1-45}$$

$$C_1 = A \times e^{-\alpha t} + B \times e^{-\beta t} \tag{1-46}$$

或

$$C_1 = \frac{dose \times (k_{21} - \alpha)}{V_1 \times (\beta - \alpha)} \times e^{-\alpha t} + \frac{dose \times (k_{21} - \beta)}{V_1 \times (\alpha - \beta)} \times e^{-\beta t} \tag{1-47}$$

式中,α 为分布速率常数;β 为消除速率常数。式(1-47)可以描述二房室模型静脉注射给药后血药浓度随时间的变化过程。

第一章
关键知识点

第一章
习题

第一章
参考文献

(么雪婷)

生物膜与药物分布

本章学习目标

1. 掌握下列术语的定义：亲水性、疏水性、亲脂性、疏脂性、被动扩散、渗透性、主动转运和转运体。

2. 掌握药物分布的生理过程（生物膜结构与跨膜转运）、血药浓度-时间曲线特征及其速率和程度的基本评价指标。

3. 掌握表观分布容积的计算公式、生理意义及其应用。

4. 掌握 V_{ss}（Gillette 方程）、V_c、V_z 等基本概念，计算公式，意义及其应用。

5. 熟悉以下过程的本质及其对药动学和药效学的影响：灌注限速、渗透限速、游离药物分数和血浆/组织蛋白结合。

6. 掌握蛋白结合及蛋白结合率的计算公式，熟悉血浆蛋白结合的测定方法。

　　药物从给药部位吸收进入血液循环后，随血流分布到全身各个组织器官，这种药物在血液和组织之间的转运过程称为分布[1]。理想的药物制剂及给药方法应使药物能够通过生物膜到达靶部位发挥作用，药物在靶部位和非作用部位的分布与药物的药效及其在体内的蓄积和毒性密切相关。相比于血药浓度，药理作用的强弱通常和靶部位的药物浓度更密切相关。大部分情况下，血药浓度与靶部位或其他体液、组织的药物浓度不同，当血药浓度和靶部位药物浓度相关性较差时，则难以仅通过观测血药浓度来预测靶部位药物浓度及药效和安全性。因此，研究药物的分布特征及其动力学过程对于预测药物的药效、保证用药安全具有重要价值。本章将概述药物分布过程中生物膜的作用与功能，并从生理学角度探讨分布过程、分布动力学原理及其在临床药动学与药效学中的作用。

第一节 分 布 过 程

一、分布研究意义

少数药物进入人体后在数分钟内即可迅速均匀地分布至全身各部位,实现全身药物浓度动态平衡。大部分药物需要经过一定的分布过程(如从几分钟到几天),才可以在血液和各组织之间达到平衡,见图2-1。一般来说,很多药物进入血液后,会与血浆蛋白等成分发生不同程度结合,成为结合型药物。而在血液中不与血浆蛋白等血液成分结合的药物,即未结合的药物(游离型药物),则跨过毛细血管壁进入各组织器官。游离型药物必须首先通过毛细血管的内皮细胞层(血管壁),穿过毛细血管壁后进入组织外液中,再进一步穿过组织细胞膜,进入组织细胞内,有时还会在组织间隙或细胞内液与组织蛋白结合,最终达到动态平衡。

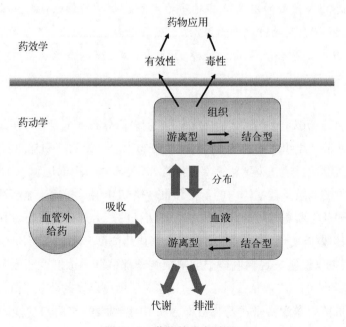

图2-1 药物的分布过程

　　由于药物的理化性质及生理因素的差异,大多数药物在体内的分布是不均匀的,提示分布具有选择性。药物首先分布于心、肝或肾等血流速率较快的组织(高灌注组织),然后分布到肌肉、皮肤或脂肪等血流速率较慢的组织(低灌注组织)。如图2-2所示,大鼠单剂量静脉注射帕博利珠单抗(pembrolizumab)后即显示出在血浆和各组织中的不同分布特征,在血流量相对丰富的肝脏中,给药后短时间内即达到了分布平衡,之后肝脏中药物的衰减趋势与血液基本一致;而在血流量相对较低的肌肉中则呈现缓慢分布的过程[2]。

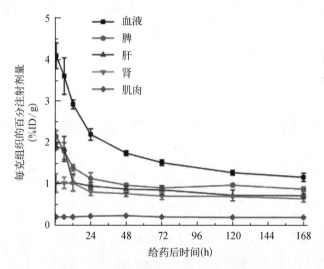

彩图2-2

图2-2　大鼠静脉注射放射性同位素锆89标记的帕博利珠单抗
(^{89}Zr-Df-pembrolizumab,放射性活度37 MBq)后
在血液和组织中的分布情况[2]

　　药物分布是药效产生的一个关键步骤,药物分布到靶部位的速度决定药效产生的快慢,而真正可能与作用靶点产生药理作用的药物,通常只是组织内药量中有限的一部分。此外,还有不少药物在到达作用部位后,能与一些其他的与药理作用无关的细胞内外成分,如蛋白质、细胞内颗粒、脂肪等产生非特异性结合。此外,靶部位的药物浓度还受到药物向靶部位的渗透速度与程度、向非作用部位的分布速度与程度、肝脏中药物代谢速度及肾或胆汁等部位的排泄速度等因素的影响。

　　药物的体内分布不仅与药物疗效密切相关,还关系到药物在组织中的蓄积和毒副作用等安全性问题。理想的药物制剂及给药方法,应能使药物选择性地进入靶部位,并在必要的时间内维持一定的靶部位药物浓度,以充分发挥药效;同时应尽量减少向非靶组织器官分布,使毒副作用限制在最低程度,从而充分降低安全风险,最终实现有效性与安全性的平衡。临床研究中通常只测定药物在血浆中的总浓度,当药物的游离分数不变(不依赖浓度、温度等内外环境)时,血浆中的药物总浓度与血浆中的游离药物浓度呈现一定的比例关系,在分布达到平衡时,后者又与组织中的游离药物浓度相等或呈现一定的比例关系(如存在主动转运)。即使如此,各个组织达到平衡的时间、达峰时间及最高浓度,仍然各异。靶部位和非作用部位组织的游离药物浓度决定了有效性和安全性。另外,部分药物在靶部位或非作用部位的组织浓度动力学过程与血浆中差别较大且无相关性(如脂质体药物在血浆和组织中的解离特征不同,血浆与组织中的游离药物浓度并无相关性),此时则很难仅通过测定血药浓度观察和预测药物的有效性与安全性。因此,研究药物的分布特征及其动力学过程,无论对于预测药物的药理作用、体内蓄积和毒副作用,还是对于保证新药开发和安全用药,都具有十分重要的意义。

二、生物膜与跨膜转运

(一)生物膜

细胞膜主要以磷脂双分子层作为基本支架,外部为亲水的磷酸基团,内部为两条疏水的碳链,表面则镶嵌着不同形状的蛋白质、糖蛋白等(图2-3)。

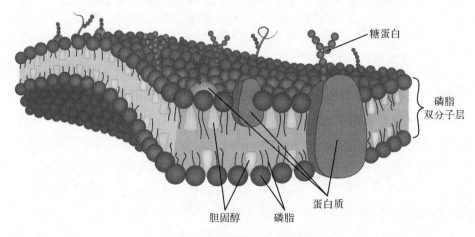

图2-3 生物膜结构示意图

　　药物通过生物膜的现象即为跨膜转运,跨膜转运会涉及药物吸收、分布、代谢和排泄各个过程,按照转运机制主要分为被动扩散、细胞旁路扩散、载体介导的易化扩散和主动转运,以及胞吞和胞吐等途径(图2-4)。药物的转运通常被视为药物跨过一系列膜和(或)在一定空间之内的转运,如药物穿过毛细血管的细胞膜,进入细胞间隙;在肠腔内转运的同时经过肠壁细胞进入肠系膜血管;在肝脏内的窦状隙和胆小管进行转运的同时,也跨入肝、胆细胞内被代谢;跨过不同皮肤皮层的转运等。每种细胞膜的结构特征和腔隙空间的构成与细胞外液动力学等都可能不同程度地影响药物的转运,依据药物的理化性质,跨膜转运有可能成为某个特定药物的限速步骤,从而控制着该特定药物的整体转运速率。

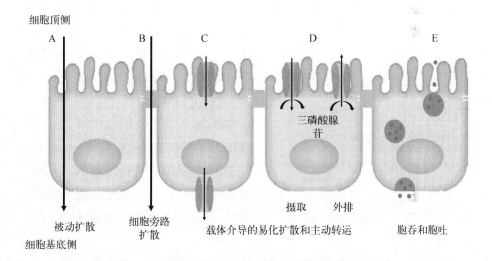

图 2-4　药物的跨膜转运途径

A. 被动扩散;B. 细胞旁路扩散;C 和 D. 载体介导的易化扩散和主动转运(摄取和外排);E. 胞吞和胞吐

(二) 被动扩散

　　药物通过生物膜最常见的一种方式是被动扩散(passive diffusion,图2-4A),即药物分子由高浓度区向低浓度区的顺浓度梯度转运,该扩散过程既不需要载体,也不消耗能量。对于特定的细胞膜,为了定量评价药物通过被动扩散透过生物膜的程度,研究者依据转运速率的三个要素,使用式(2-1)描述如下

$$转运的净速率 = P \times SA \times (C_{u1} - C_{u2}) \qquad (2-1)$$

式中,P 为渗透性(permeability),单位是距离/时间(cm/min),可以描述药物穿透细胞膜的难易程度;SA 为扩散表面积,单位是 cm²;C_{u1} 和 C_{u2} 分别为膜两侧的游离浓度。研究者也可以建立一个简单的体外研究系统,该系统中生物膜将两个混合良好的水相房室隔开,房室 1(C_{u1})和房室 2(C_{u2})之间的游离药物浓度差是药物转运的重要驱动力之一。

生物膜渗透性主要由药物的理化性质决定,主要包括分子大小、亲脂性和电荷数(或电离度)。药物的这三种理化性质同生物膜及膜两边的微环境,共同决定着药物通过生物膜的总体转运速率。通常,药物分子越小、亲脂性越强、电荷数越低,越容易转运。药物转运朝着趋向平衡的方向运动,当扩散物质在膜两边水相中的药物浓度相等时建立平衡。平衡状态下,膜两侧的药物继续移动,但是净流量为零。高渗透性药物及当其与生物膜的接触面积[即式(2-1)中 $P \cdot SA$]较大时,将更快速地达到平衡。分子大小是决定药物跨膜转运的主要因素之一,摩尔质量越大,体积也越大,跨过脂质双分子层所需要克服的空间位阻越大,因而越难转运。如图 2-5 所示,在相同亲脂性

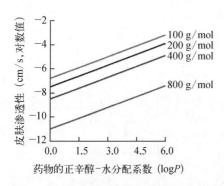

图 2-5　不同摩尔质量和分配系数药物的皮肤渗透性(对数值)[3,4]

的情况下,摩尔质量从 400 g/mol 到 800 g/mol,随着摩尔质量的增加,药物渗透性逐渐下降。

第二个重要影响因素是亲脂性,相类似的术语包括亲水性(hydrophilicity)、亲脂性(lipophilicity)和疏水性(hydrophobicity)、疏脂性(lipophobicity),其分别表示药物的亲水、亲脂和疏水、疏脂特性,通常亲水和疏脂、亲脂和疏水可以互换。因为细胞膜的脂质双分子层内,疏水碳链较长,依据相似相容原理,亲脂性越强的药物受到排斥力就越小,越容易穿过细胞膜疏水区。药物亲脂性的常用测定方法是测定其在正辛醇和水中的分配系数(partition coefficient)。分配平衡时在正辛醇相和水相中的药物浓度比,通常用其对数值 $\log P$ 表示,$\log P$ 值越大越亲脂,越小越亲水。已上市小分子药物的 $\log P$ 大多为 0.5~3.3。$\log P$ 主要针对游离型且可溶解的药物而言,许多药物既含有亲水基团又含疏水基团,在正辛醇和水相中的溶解度也不同,同时,游离比例也会随结合蛋白水平改变

而改变,因此游离药物分数和溶解度可能会通过影响药物的 $\log P$,而影响药物的总体亲脂性进而间接影响药物的渗透性。

药物大多为弱酸或弱碱类药物,在溶液中以离子和非离子(分子态)平衡状态存在。与分子态相比,离子态更容易溶于水,与生物膜中亲脂的碳链相斥,因此也更不容易穿过细胞膜,从而使电荷数(或电离度)成为影响跨膜转运的又一重要因素。如图 2-6 所示,离子与非离子状态之间的动态平衡(即相对比例),与溶液 pH 相关,即 pH 分配假说。

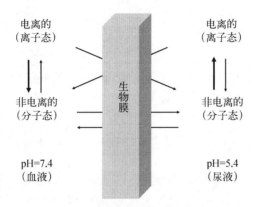

图 2-6　药物的 pH 分配假说示意图[3]

具体可用汉德森-海森巴赫(Henderson-Hasselbalch,HH)方程表示

$$\frac{[BH]}{[B^+]} = 10^{pH-pK_a} \qquad \frac{[AH]}{[A^-]} = 10^{pK_a-pH} \qquad (2-2)$$

根据该假说,对于弱碱性药物来说,若 $pK_a = 5$,则血浆(pH 为 7.4)中药物 99% 为分子态;对于弱酸性药物,若 $pK_a = 5$ 则血浆中药物 99% 为离子态。人体体液的 pH 在不同部位变异很大,如胃液 pH 为 1.5~7.0(空腹与进餐状态不同),肠液 pH 为 6.2~7.5,而尿液则是 5.0~7.5,药物在胃肠道吸收和分泌、肾脏排泄等研究可支持 pH 分配假说。此外,若要研究细胞内药物分布,细胞内的溶酶体(pH 为 5 左右)等亚细胞器也是需要特别关注的对象。

图 2-7 总结了不同 $\log P$ 药物在不同 pH 条件下通过肠癌细胞模型(Caco-2 细胞)的渗透性,结果显示药物的 $\log P$ 和不同 pH 条件下的电荷数是影响药物跨生物膜转运渗透性的主要因素。

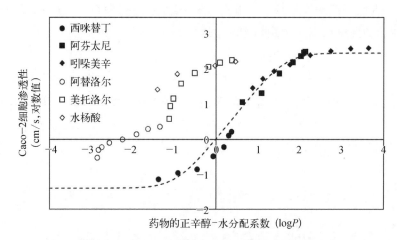

图 2-7　定量结构-性质/活性关系方法分析不同 log*P* 药物在不同 pH(5.0~8.0)条件下在 Caco-2 细胞的渗透性[5-8]

西咪替丁 log*P* 为-1.14~0.22,pH 为 5.0~8.0;阿芬太尼 log*P* 为 1.07~2.51,pH 为 5.0~8.0; 吲哚美辛 log*P* 为 1.02~2.04,pH 为 6.5~7.4;阿替洛尔 log*P* 为-0.70~0.24,pH 为 6.5~7.4; 美托洛尔 log*P* 为 1.37~2.07,pH 为 6.5~7.4;水杨酸 log*P* 为 0.88~1.89,pH 为 4.5~7.4

除了上述因素以外,生物膜的特性(如紧密程度、厚度等)也是影响药物跨膜转运速率的重要因素。表 2-1 根据药物转运中的摩尔质量大小(最大 5 000 g/mol)、亲脂性和电荷数影响的大小,按升序列出了一系列生物膜的特性。膜的厚度在 0.005~0.01 μm(如细胞膜)到几毫米(如皮肤)之间。

表 2-1　不同生物膜的特性[9]

生 物 膜	厚 度	特 性
毛细血管(除睾丸、胎盘和多数中枢神经系统)	≤0.5 μm	通过生物膜基本不受亲脂性、电荷数和分子大小(最大 5 000 g/mol)的影响
肾小球	≤0.3 μm	对于更大分子,电荷数也是重要影响因素 对于荷负电分子则显示出低渗透性
皮肤	0.5~4 mm	转运受亲脂性、电荷数和分子大小的影响
鼻黏膜	0.002~0.005 μm	转运受亲脂性、电荷数和分子大小的影响
颊黏膜	0.5~0.8 mm	鼻黏膜通常比胃肠道更疏松

生　物　膜	厚　度	特　性
胃肠道	0.3~1.5 mm	
肺	≤0.5 μm	
肝细胞	≤0.1 μm	转运与亲脂性、电荷数和分子大小高度相关
肾小管	≤0.4 μm	
血脑屏障	≤0.5 μm	

（三）载体蛋白转运

大部分药物跨膜转运都有被动扩散机制存在,部分药物还可通过载体蛋白(转运体)帮助转运,即载体蛋白转运(图2-8)。载体蛋白一般具有一定数量,并且需与药物结合才可转运药物,因此,载体蛋白转运具有饱和性、竞争性和特异性。载体蛋白转运可分为易化扩散(图2-4C)和主动转运(图2-4D)。其中易化扩散是顺浓度梯度、不需要能量、需要载体蛋白的一种转运方式,常见于核苷类药物和氨基酸等高极性物质在小肠上皮细胞、脂肪细胞或血脑屏障的细胞膜中的转运。主动转运则是逆浓度梯度、需要能量

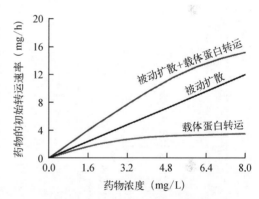

图2-8　药物转运的初始速率对膜一侧的
药物浓度的曲线示意图

和载体蛋白的一种转运方式。通常一些生命必需物质(如 K^+、Na^+、I^-、单糖和水溶性维生素)和有机酸、碱等弱电解质的离子型化合物等,均能通过三磷酸腺苷(adenosine triphosphate,ATP)依赖的主动转运跨膜。主动转运可以是进入细胞(流入转运,摄取)或者排出细胞(流出转运,外排),可以发生在细胞膜的顶部(腔层)或基底层(血液层)。

介导跨膜转运的载体蛋白即为转运体(详见《临床药动学-药效学研究(研究技术与应用卷)》第四章)。药物转运体根据转运方向及特点,可分为两大类(表2-2):一类是易化扩散型或继发性主动转运型转运体(SLC转运体,摄取型);另一类是原发性主动转运型转运体(ABC转运体,外排型)。其中,根

表 2-2 影响药物分布的重要转运体[9-11]

基因符号(蛋白质名称)	蛋白质全称	特异性底物	选择性抑制剂	器官/细胞
SLC 转运体				
SLC22A1(OCT1)	有机阳离子转运体1	四乙胺,N-甲基氯化吡啶,二甲双胍,奥沙利铂	奎宁,奎尼丁,丙吡胺	肝细胞,肠上皮细胞
SLC22A2(OCT2)*	有机阳离子转运体2	体外研究:肌酐,二甲双胍,1-甲基-4-苯基吡啶,四乙基氯化铵; 临床研究:二甲双胍	体外研究:西咪替丁,可乐定; 临床研究:多替拉韦,乙胺嘧啶	近端小管,神经元
SLC22A6(OAT1)*	有机阴离子转运体1	阿德福韦,西多福韦,对氨基马尿酸,替诺福韦; 临床研究:阿德福韦,巴瑞克替尼,头孢克替尼,头孢替尼,呋塞米,奥司他韦他韦羧酸盐	体外研究:新生霉素,丙磺舒; 临床研究:丙磺舒	近端小管,胎盘
SLC22A7(OAT2)	有机阴离子转运体2	阿昔洛韦,头孢曲松松,左氧氟沙星,法莫替丁,呋塞米	丙磺舒	肾,肝
SLC22A8(OAT3)*	有机阴离子转运体3	体外研究:阿德福韦,西多福韦,对氨基马尿酸,替诺福韦; 临床研究:阿德福韦,巴瑞克替尼,头孢克替尼,头孢替尼,呋塞米,奥司他韦他韦羧酸盐	体外研究:新生霉素,丙磺舒; 临床研究:丙磺舒	近端小管,眼脉络膜,血脑屏障
SLC22A11(OAT4)	有机阴离子转运体4	雌酮-3-硫酸盐,尿酸	布美他尼,酮洛芬,沙坦类	肾,胎盘
SLCO1A2(OATP1A2)	有机阴离子转运多肽1A2	雌酮-2-硫酸盐,脱氢异雄酮硫酸盐,非索芬那定,胆盐,溴吡喷,甲氨蝶呤,乌本苷,地高辛,左氧氟沙星,他汀类	柚皮苷,利托那韦,洛匹那韦,沙奎那韦,利福平	脑血管内皮,胆管细胞,远侧肾单位
SLCO1B1(OATP1B1/OATP-C,OATP2,LST-1)*	有机阴离子转运多肽1B1	体外研究:雌二醇-17β-葡糖苷酸,匹伐他汀,瑞舒伐他汀,普伐他汀; 临床研究:阿托伐他汀,波生坦,匹伐他汀,普伐他汀,瑞舒伐他汀,辛伐他汀酸,替米沙坦	体外研究:磺溴酞酸钠,福霉素钠,环孢素,利福平; 临床研究:利福平(单次给药),环孢素	肝细胞

续表

基因符号（蛋白质名称）	蛋白质全称	特异性底物	选择性抑制剂	器官/细胞
SLCO1B3（OATP1B3/OATP-8）*	有机阴离子转运多肽1B3	体外研究：八肽胆囊收缩素（CCK-8）、雌二醇-17β-葡糖苷酸、匹伐他汀、普伐他汀、瑞舒伐他汀；临床研究：阿托伐他汀、波生坦、匹伐他汀、普伐他汀、瑞舒伐他汀、辛伐他汀酸	体外研究：磺溴酞钠、环孢素、利福平、利福霉素钠；临床研究：利福平（单次给药）、环孢素	肝细胞
SLCO2B1（OATP2B1/OATP-B）	有机阴离子转运多肽2B1	雌酮-3-硫酸盐、溴磺酞、牛磺胆酸盐、他汀类、非索芬那定、格列本脲、牛磺胆酸盐	利福平、环孢素	肝细胞、内皮细胞
SLC47A1（MATE1）*	多药及毒性化合物外排转运体1	体外研究：肌酐、二甲双胍，1-甲基-4-苯基吡啶；临床研究：二甲双胍	体外研究：西咪替丁、乙胺嘧啶、奎尼丁；临床研究：多替拉韦、乙胺嘧啶	近端小管、肝
SLC47A2（MATE2-K）*	多药物和毒素排出蛋白2-K	体外研究：肌酐、二甲双胍，1-甲基-4-苯基吡啶、四乙基氯化铵；临床研究：二甲双胍	体外研究：西咪替丁、乙胺嘧啶、奎尼丁；临床研究：多替拉韦、乙胺嘧啶	近端小管
SLC15A1（PEPT1）	寡肽转运体1	甘氨酰肌氨酸、头孢氨苄、头孢羟氨苄、贝他定、伐昔洛韦、依那普利、氨基乙酰丙酸、卡托普利、二肽、三肽	甘氨酰-脯氨酸	肠上皮细胞，近端小管
SLC15A2（PEPT2）	寡肽转运体2	甘氨酰肌氨酸、头孢氨苄、头孢羟氨苄、贝他定、伐昔洛韦、依那普利、氨基乙酰丙酸、卡托普利、二肽、三肽	佐芬普利、福辛普利	肠上皮细胞，近端小管
ABC 转运体				
ABCB1（MDR1/P-gp、ABCB1）*	P-糖蛋白	体外研究：地高辛，N-甲基奎尼丁、长春碱；临床研究：达比加群酯、地高辛、非索非那定	体外研究：GF120918（双P-gp/BCRP抑制剂）、维拉帕米、伐司扑达（PSC833）、唑唑酮（LY335979）、环孢素；临床研究：伊曲康唑、奎尼丁、维拉帕米	肠上皮细胞，近端小管，肝细胞，脑内皮细胞

续　表

基因符号（蛋白质名称）	蛋白质全称	特异性底物	选择性抑制剂	器官/细胞
ABCB11（BSEP/SPGP，cBAT，ABCB11）	胆盐输出泵	牛磺胆酸，普伐他汀，尿酸，紫杉醇	环孢素 A，利福平，格列本脲	肝细胞
ABCC1（MRP1）	多药耐药蛋白 1	环丙沙星，呋塞米	丙磺舒	肾，肝，胎盘，小肠
ABCC2（MRP2/ABCC2，cMOAT）	多药耐药蛋白 2	谷胱甘肽和葡萄糖苷酸，甲氨蝶呤，依托泊苷，米托蒽醌，缬沙坦，奥美沙坦，葡糖醛酸化，顺铂	环孢素，德拉维拉丁，依法韦仑，恩曲他滨	肝细胞，近端小管，上皮细胞
ABCC3（MRP3/ABCC3）	多药耐药蛋白 3	雌二醇-17β-葡糖苷酸，甲氨蝶呤，葡萄糖醛酸偶联物，非索芬那定，依托泊苷	德拉维拉丁，依法韦仑，恩曲他滨	肝细胞，小肠上皮细胞
ABCC4（MRP4/ABCC4）	多药耐药蛋白 4	阿德福韦，替诺福韦，环腺苷酸，去氢表雄酮，甲氨蝶呤，拓扑替康，呋塞米，环磷鸟苷，胆酸类，合胆甘肽	塞来昔布，双氯芬酸	近端小管，脉络丛，肝细胞血小板
ABCC6（MRP6）	多药耐药蛋白 6	左氧氟沙星，呋塞米	丙磺舒	肾，肝
ABCG2（BCRP/MXR）*	乳腺癌耐受蛋白	体外研究：雌酮-3-硫酸酯，2-氨基-6-苯基咪唑并[4,5-b]吡啶，哌唑嗪，瑞舒伐他汀，柳氮磺吡啶，荧光黄 临床研究：瑞舒伐他汀，柳氮磺吡啶	体外研究：烟曲霉毒素 C，GF120918（双 P-gp/BCRP 抑制剂），Ko143，新生霉素 临床研究：环孢菌素，达罗他嗪，替尼	肠上皮细胞，肝细胞，近端小管，脑内皮，胎盘，干细胞，乳腺
ABCB4（MDR3/ABCB4）	多药耐药蛋白 3	磷脂酰胆碱，紫杉醇，地高辛，长春花碱	维拉帕米，环孢素	肝细胞

* FDA 要求研究的转运体。

据转运体的功能,将 SLC 转运体又分为葡萄糖转运体(glucose transporter,
GLUT)、氨基酸转运体(amino acid transporter, AAT)、有机阳离子转运体
(organic cation transporter, OCT)、有机阴离子转运体(organic anion transporter,
OAT)、寡肽转运体(oligopeptide transporter, PEPT)、单羧酸转运体(monocarboxylic
transporter, MCT)等;ABC 转运体分为 P-糖蛋白(P-glycoprotein, P-gp)、MRP、
BCRP、多药及毒性化合物外排转运体 1(multidrug and toxin extrusion protein 1,
MATE1)/MATE2-K、胆盐输出泵(bile salt export pump, BSEP)等。

　　研究表明,药物转运体的转运功能可影响底物在体内的吸收、分布、代谢和
排泄过程,进而可能影响临床合并用药所导致的药物-药物相互作用。如图 2-9

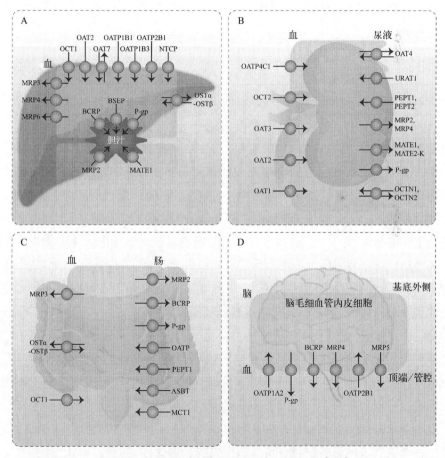

图 2-9　药物和内源性物质的特异性转运体[9,12]

A. 肝细胞;B. 近曲小管;C. 肠上皮细胞;D. 血脑屏障。OSTα-OSTβ,有机溶质转运体 α-β;NTCP,
牛磺胆酸钠协同转运多肽;URAT1,尿酸盐转运体 1

所示,在肠道、血脑屏障、肝、肾中,转运体大量存在,可促进或抑制小肠吸收、增强摄取型转运体或抑制外排型转运体的功能,从而促进药物的分布;其在介导药物肾排泄、肾脏重吸收和肾脏分泌物中也发挥了重要作用。例如,ABC转运体家族中最常见的P-gp,在许多组织和器官中分布,且在药物胃肠吸收、经肝脏分泌进入胆汁和肾脏分泌等方面发挥重要作用。P-gp可将底物从细胞内外排到肠腔中,使细胞内底物浓度减少,形成流出泵。临床上抑制P-gp功能还可以预防抗肿瘤药物的多药耐药性。

很多药物出入细胞可能由多个转运体介导,可能存在联动(同向转运)或逆转(逆向转运)现象,各个转运体对药物转运的贡献也不相同,此时应系统研究各自贡献,争取明确限速转运体,从而更准确理解该药物的转运体介导的药动学特征。

(四)胞吞与胞吐

不同于小分子药物,大分子药物(如单克隆抗体等)[13]进入细胞时,首先会与细胞膜表面的抗原或受体等膜蛋白结合,进而引起细胞膜内陷形成囊泡而包裹药物,将其摄入细胞内,即胞吞(endocytosis)。细胞还可以通过分泌囊泡将大分子药物从细胞内运出细胞,即胞吐(exocytosis)。细胞可通过胞吞作用摄取治疗性蛋白质[如免疫球蛋白G(IgG)、Fc融合蛋白]等大分子药物。研究表明,新生儿Fc受体(neonatal Fc receptor, FcRn)是一种位于细胞膜表面的IgG抗体受体,在介导IgG抗体等大分子药物跨膜转运中发挥重要作用。细胞通过形成囊泡将IgG抗体摄取后形成酸性内体,内化的IgG抗体在酸性内体中可与FcRn结合形成IgG-FcRn复合物(结合程度为pH依赖),并通过再循环输送至细胞表面,通过胞吐作用重新释放至细胞外,在正常生理pH下FcRn与IgG抗体解离,继续发挥作用[14,15]。此外,抗体药物偶联物[16]、纳米药物[17]等新型药物递送系统也主要以胞吞作用被细胞摄取。根据入胞物质的大小,胞吞可分为吞噬(phagocytosis)和胞饮(pinocytosis)。吞噬作用一般指通过细胞膜凹陷或形成伪足摄入直径大于1 μm的颗粒物质,其所形成的胞吞囊泡直径一般大于250 nm,常发生于一些特定的吞噬细胞(如巨噬细胞、中性粒细胞)中。吞噬细胞表面有多种与吞噬机制相关的表面受体,如免疫球蛋白的Fc受体、补体受体及模式识别受体(pattern recognition receptor, PRR)等。部分单克隆抗体(如抗CD47抗体)即是通过抗体依赖的细胞吞噬作用发挥疗效[18]。胞饮作用是细胞摄入溶质或液体的过程,其所形成的胞吞囊泡一般较小,直径约100 nm,几乎在所有真核细胞中发生。根据药物(如纳米药物)入胞机制,胞饮可分为网格蛋白介导的胞吞、小窝蛋白介导的胞吞、非网格蛋白/小窝蛋白依赖的胞吞及巨胞饮作用[19]。胞吞与胞吐的过程通常需要消耗能量,同时也受温度等细胞外环境的影响。

(五)细胞旁路扩散

不同于跨细胞膜途径,部分小分子药物还可以通过细胞间连接处的间隙进入体循环,即细胞旁路扩散(图 2 - 4B)。一般而言,参与药物转运的上皮细胞(如小肠上皮细胞、肾小管上皮细胞)及血管内皮细胞(如脑血管内皮细胞)等,其相邻细胞间均存在紧密连接(tight junction),细胞间隙非常小,是药物通过细胞间隙旁路转运的主要屏障[20]。仅少数离子型药物(如钙离子[21])及不能透过细胞膜的亲水性小分子药物(如尿酸盐[22])能通过细胞旁路扩散。

(六)转运的可逆性

我们通常认为药物在胃肠道腔和肠系膜血液之间的吸收是单向转运,这主要是因为,相比于肠系膜血液中非结合药物浓度,药物在胃肠道腔中的起始浓度很高,两边的单向浓度差更容易使药物单向转运至体循环。但是转运的逆向作用也非常重要,可逆性使得物质可以在细胞内外双向移动,以满足细胞内外环境的需要,可以调节细胞代谢、信号传递和免疫过程等。

三、蛋白结合

(一)概述

许多药物能够与血浆蛋白或组织蛋白相结合,由游离型变为结合型,该过程通常称为药物蛋白结合(drug protein binding)。血浆和组织中药物在游离型和结合型之间保持动态平衡关系,且建立平衡的时间通常快至几毫秒。这类结合通常是可逆的过程,药物与蛋白主要以范德瓦耳斯力、氢键、离子间的静电力及生成电荷转移络合物等形式结合,解离速度也很快。某些情况下,也存在共价结合的可能,这种结合一般情况下非可逆或解离很慢,且只有游离药物能够扩散通过细胞膜。因此,药物通过细胞膜的驱动力是细胞膜两侧游离药物浓度,而不是药物总浓度。

药物进入血液后,一部分呈非结合的游离态存在,一部分与血浆蛋白结合为结合型药物。因为只有游离型药物可以扩散跨膜分布或与转运体结合被主动转运、与代谢酶结合被代谢,所以药物的蛋白结合程度不仅影响药物的分布过程,同时也会通过影响游离态比例而间接影响药物的代谢过程和排泄过程。

(二)常见的结合蛋白

血浆中含有 60 多种蛋白,占血浆的 6%~8%。其中 3 种蛋白常与大多数药物结合,即白蛋白、α_1-酸性糖蛋白和脂蛋白(表 2-3)。白蛋白占血浆总蛋白含量的 50%~60%,在药物-蛋白质结合中起主要作用。大多数酸性药物和部分碱性药物,如青霉素类,可与白蛋白结合。许多碱性和中性药物,如普萘洛尔、奎尼丁等,可与 α_1-酸性糖蛋白或脂蛋白结合。少数药物与特异性蛋白有特殊亲和性,如甾体化合物泼尼松龙和皮质激素传递蛋白或球蛋白结合,即显示出特定蛋白结合特征。

表 2-3　血浆内药物一般和特异性结合的代表性蛋白[9]

蛋　　　白	分子量	正 常 浓 度	
一般性蛋白			
白蛋白	67 000	35~50 g/L	500~700 μmol/L
α_1-酸性糖蛋白	42 000	0.4~1.0 g/L	9~23 μmol/L
脂蛋白	200~2 400 000	0~0.3 g/L	0~0.075 μmol/L
特异性蛋白			
皮质醇结合球蛋白(皮质激素传递蛋白)	53 000	0.03~0.07 g/L	0.6~1.4 μmol/L
性激素结合球蛋白	90 000	0.003 6 g/L	0.04 μmol/L

(三)在血液和组织内的结合

在体液中,药物可以和许多组分结合,包括血细胞、血浆蛋白和组织蛋白。不同部位结合对象不同(如血浆蛋白和组织蛋白可能不同),导致游离药物分数也会有所不同。游离浓度在平衡时相当,因此在不同部位的药物总浓度(结合型与游离型之和)可能会有很大的差异。除了蛋白以外,脂肪、酶及黏多糖类等高分子物质,也可与药物发生特异或非特异性结合。

药物与蛋白的结合保持着动态平衡关系(具体参见本章第四节),即

$$药物 + 蛋白 \rightleftharpoons 药物蛋白结合物$$

蛋白结合率(β)是蛋白对药物的亲和力的函数,即与蛋白结合的药物浓度(C_{bd})和血浆或组织中的总药物浓度(C)的比例。蛋白结合率越高,则游离药物浓度越低。

$$\beta = \frac{C_{bd}}{C} \tag{2-3}$$

药物与血浆蛋白或组织蛋白的可逆性结合,是药物在血浆或组织中的一种贮存形式。增加蛋白结合率可以降低游离药物浓度,从而降低可分布和消除的药物比例,减慢整体药物分布与消除速度。若药物与血浆蛋白结合率很高,药理作用将受到显著影响,如临床要求迅速起效的磺胺类和抗生素药物,它们形成蛋白结合物后往往会降低抗菌效力。

血浆药物浓度通常指血浆中的药物总浓度,包括游离型药物与结合型药物。大多数文献报道的治疗有效浓度也常指血浆或血清中的药物总浓度。这取决于检测方法,如果检测方法中并没有分离游离型药物,一般情况下测定的浓度即为药物总浓度。因为只有游离型药物才可以进入靶组织,与受体结合才会发挥作用,所以血浆游离型药物浓度比血浆药物总浓度更与有效性和安全性相关。如果血浆药物总浓度与血浆游离型药物浓度趋势不一致(如非线性结合),或血浆游离型药物浓度与组织游离型药物浓度不一致(如转运体限速),血中药物总浓度与药理作用之间的相关性则较难观察到。另外,高蛋白结合率药物的游离比例低,其更容易受各种因素显著影响,因此也不容易观察到血浆药物总浓度与药效/安全性的相关性。例如,蛋白结合率若从99%变为98%,虽然药物总浓度不变,但游离型药物浓度增加了100%,这可能会引起有效性或安全性风险翻倍。

第二节 分 布 速 率

药物可通过被动扩散、载体介导的易化扩散和主动转运、胞吞和胞吐,以及细胞旁路扩散等多种途径跨膜转运实现分布。其中,被动扩散主要由渗透

性、药物浓度差和接触表面积决定,渗透性主要受药物的分子大小、亲脂性和电荷数,以及生物膜的特性(结构和厚度等)影响;载体介导的转运主要取决于载体蛋白的数量和种类;胞吞和胞吐的过程主要由细胞物质和能量水平决定;细胞旁路扩散则主要受限于细胞间的紧密连接屏障。由此可见,多种因素共同决定着药物随血流分布到全身各个组织器官,且药物在各组织的分布有着不同的速率,药物的血液浓度和各组织浓度也会呈现不同的动态分布特征(图2-2)。

一、影响组织分布的主要因素

药物从血液向体内各脏器组织分布时,其分布速率及分布程度受诸多因素影响,主要包括机体的生理学、解剖学因素,以及药物的理化因素两大类。

(一)组织血流量

流经各组织器官的血流量是影响分布的一个重要因素,进入血液循环的药物随左心室输出的血流转运至不同的组织器官中,在血流量相对丰富的组织器官中药物的分布更迅速。各组织/器官间的单位重量组织/器官血流量相差十分明显,如肾、门静脉系统的器官、心脏和大脑中,血流量分别达到450 mL/(min·100 g)、75 mL/(min·100 g)、70 mL/(min·100 g)和55 mL/(min·100 g),而皮肤、肌肉、结缔和脂肪组织的血流量分别仅为5 mL/(min·100 g)、3 mL/(min·100 g)、1 mL/(min·100 g)。前者可称为血流高灌注器官,后者则称为血流低灌注器官。

(二)毛细血管透过性和细胞膜的渗透性

药物要进入组织器官中,须先通过血管壁(上皮细胞膜),再穿过组织细胞膜,才能进入组织细胞内。不同组织器官的毛细血管透过性存在差异,如肠道和肾的毛细血管壁可以透过部分小分子量的药物;脑毛细血管内壁结构致密且脑血管内皮细胞之间形成紧密连接,使得大部分药物难以透过;肝窦中分布着不连续性毛细血管,其管壁上有许多缺口,即使分子量较大的药物也较容易透过。因此,器官的毛细血管和组织细胞膜的渗透性会显著影响药物分布到该器官的速度和程度。

（三）药物与血浆蛋白结合

血浆中存在着 6%～8% 的各种蛋白质,当药物-血浆蛋白结合率较高时,可向各组织器官转运的游离型药物就会大大下降,从而显著降低药物分布速度和程度。另外,药物与血浆蛋白或组织蛋白的结合一般是可逆的,当其他药物相互竞争结合位点或其他原因降低药物结合程度时,游离型药物浓度可能显著增加,药物效应(有效性与安全性)会显著改变。因此,药物与血浆蛋白结合率可显著影响药物的组织分布,从而影响药物在作用部位的疗效、药物的代谢和排泄过程。

（四）药物在红细胞内的结合

在血液中的药物,有时也能与红细胞发生作用,如与红细胞膜上的磷脂或红细胞内的血红蛋白结合。常见的此类药物有水杨酸、苯巴比妥、苯妥英钠、奎尼丁、双丙吡胺等。另外,如甲氨蝶呤(methotrexate,MTX)在红细胞中的蓄积,其在早幼红细胞可被主动转运至有核红细胞(可为主动转运提供能量)内,并被代谢为活性代谢物多聚谷氨酸化结合物(MTX－PGn),后者出红细胞也需要主动转运,在早幼红细胞成长为成熟红细胞后,后者的细胞器(如细胞核)退化消失,细胞膜上的转运体也消失,导致 MTX 和 MTX－PGn 很难出红细胞,从而蓄积在红细胞内。

（五）药物与组织蛋白或其他物质的结合

药物还可以与各种组织中的蛋白或其他物质结合,如骨骼肌中的肌动蛋白和肌球蛋白等与保泰松、呋塞米和磺胺间二甲氧嘧啶等药物结合力很强;在肝细胞、肾小管细胞和小肠黏膜细胞中存在着一种配体蛋白(ligandin),可与一些有机阴离子物质(如磺溴酞钠)发生可逆性结合;多柔比星在体内的分布,与各组织细胞核中脱氧核糖核酸(DNA)含量密切相关,含量高则分布多;紫杉醇可与组织中微管蛋白结合并抑制微管的解聚,微管蛋白浓度高的组织往往药物含量高。

（六）受体介导的特异性摄取

蛋白和多肽等大分子药物因其相对分子质量大、亲水性强等理化性质及和靶标的特异性结合特性,其在体内的分布特征和机制与小分子药物有很大不同,其药动学特征详见《临床药动学-药效学研究(研究技术与应用卷)》第十章。大分子药物主要通过血液-组织液对流和内吞的方式进行分布,其从血液到周围组织的分布相对缓慢,体内主要分布于血浆,其次是间质液和淋巴液。大分子药物通常不与血浆蛋白或其他非特异性靶标结合,而与靶标高度亲和,且存在 FcRn、目标细胞表面抗原等受体介导的靶器官特异性摄取,分布至细胞内。其与靶标受体之间的相互作用则影响其分布容积和分布特征。

(七) 其他因素

人体血浆 pH 为 7.4,弱碱性药物呈现分子态,容易进入细胞内。当细胞内或细胞器内 pH 变低时,弱碱性药物容易变为离子态,从而很难通过被动扩散出胞或出细胞器,从而在细胞内或细胞器内高度蓄积,可称为 pH 依赖性蓄积。例如,质子泵抑制剂(proton pump inhibitor, PPI)奥美拉唑,作为一种脂溶性弱碱性药物,进入胃壁细胞后转化为离子态的亚磺酰胺活性形式,从而不易再以被动扩散形式出胞,而被动浓集于酸性环境胃壁细胞中,形成蓄积。同时,其活性形式可以特异性作用于胃壁细胞顶端膜构成的分泌性微管和胞质内的管状囊泡(质子泵 H^+/K^- – ATP 酶所在部位)上,通过二硫键与质子泵 H^+/K^- – ATP 酶的巯基发生不可逆结合,发挥作用。另外,氯喹(chloroquine)和羟氯喹(hydroxychloroquine)也可以在白细胞内溶酶体酸性环境中发生离子化,从而被动高度蓄积(可达 500~1 000 倍),以发挥作用。

二、灌注限速和渗透限速

临床研究中很难获得组织药物浓度,因此,研究者需要充分借助动物实验数据,并了解人体目标组织的生理特征,以准确预测药物在人体组织的药物浓度。药物分布受灌注或渗透的速率限制,当组织膜对分布没有阻碍时,灌注速率为主要限制因素;随着细胞膜对药物转运阻碍作用的增加,组织渗透则成为主要的限速步骤。

(一) 灌注限速

血液灌注组织,输送药物到组织,也支持组织清除药物。因此,将组织视为一个整体,当药物更容易从血管渗透入组织细胞时[如图 2 – 10 所示,即药物从血液渗透到组织细胞内(R_2)>药物输注到血管中(R_1)],如亲脂性药物在渗透性良好的器官,限速的因素是灌注速率(即血流速度),而非渗透速度。通常灌注速率的单位为每克组织每分钟的血液毫升数,如表 2 – 4 所示,组织灌注速率从肺组织的大约每克组织 10 mL/min 到脂肪或肌肉的低至仅每克组织 0.025 mL/min。血流灌注能力差的组织,药物分布更慢,达到动态平衡的时间更长。

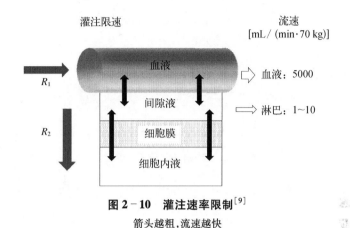

图 2-10　灌注速率限制[9]

箭头越粗,流速越快

表 2-4　标准 70 kg 体重年轻健康成年人基础条件下血流速度、灌注速率和不同器官和组织的相对大小[9]

器　官	占体重比(%)	血流速度 (mL/min)	心输出量占比 (%)	灌注速率 [mL·(min·g 组织)]
肾上腺	0.03	25	0.2	1.2
血液	7	5 000	100	—
骨	16	250	5	0.02
脑	2.0	700	14	0.5
脂肪	15	200	4	0.025
心	0.4	200	4	0.6
肾	0.5	1 100	22	4.0
肝	2.3	1 350	27	0.8
门静脉	1.7(肠)	1 050	21	—
动脉	—	300	6	—
肺	1.6	5 000	100	10.0
肌肉(不活动)	43	750	15	0.025
皮肤(凉爽天气)	11	300	6	0.04
脾	0.3	77	1.5	0.4
甲状腺	0.03	50	1	2.4
全身	100	5 000	100	0.071

图 2-11 显示了血液灌注到某一组织,其分布过程受灌注速率限制。进入组织的速率是血流 Q 和动脉血药浓度 C_A 的乘积,即

$$进入组织的速率 = Q \times C_A \qquad (2-4)$$

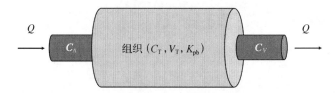

图 2-11 药物进入组织示意图

从血液到组织转运的组织摄取的净速率,是进入的速率和离开的速率之差,离开组织的速率为 $Q \times C_V$,因此

$$组织摄取的净速率 = Q \times (C_A - C_V) \qquad (2-5)$$

另外,渗透速率高时,可以假设药物进入组织后瞬时分布平衡,此时组织血液和组织浓度为一个固定比例,所以

$$组织中药物的量 = V_T \times C_T = V_T \times K_{pb} \times C_V \qquad (2-6)$$

式中,C_T 为组织的药物浓度;V_T 为组织的容积;K_{pb} 为该组织的平衡分布比例系数(C_T/C_V)。另外,离开组织的速率常数 k_T 的计算为

$$k_T = \frac{Q \times C_V}{V_T \times K_{pb} \times C_V} = \frac{Q}{V_T \times K_{pb}} \qquad (2-7)$$

式中,Q/V_T 为组织的灌注速率。k_T 可被认为是进入的速率突然降到零时,衡量药物离开组织快慢的测定值,类似于药物从人体中消除的消除速率常数,如可以用半衰期来描述组织分布动力学。

$$组织分布半衰期 = 0.693 \times \frac{V_T \times K_{pb}}{Q} \qquad (2-8)$$

因此,如果药物缓慢离开组织,那么它对组织有强的亲和力(K_{pb})和(或)低灌注速率。假定血药浓度随时间不发生改变,组织连续摄入药物,摄入速率随着组织中药物浓度的增加而降低,直到平衡建立,这时摄入的净速率为零,即 $C_V = C_A$,则 $C_T = K_{pb} \times C_A$,这种情况就类似于药物恒速滴注进入体内的情

形,以式(2-9)可计算组织浓度的升高直到达到稳态(坪值),即达到坪值仅由组织分布的半衰期决定。当1个半衰期时,组织浓度是坪值的50%;2个半衰期时,则是75%;3.32个半衰期时,则是90%,以此类推。

$$组织的浓度 = K_{pb} \times C_A \times (1 - e^{-k_T t}) \qquad (2-9)$$

(二)渗透限速

随着细胞膜对药物转运阻碍作用的增加,药物进入组织细胞的限速步骤逐渐由灌注变为渗透(如图2-12所示,即$R_1 > R_2$)。如前所述,对于相同的生物膜,渗透阻碍作用随药物分子的大小、极性和电荷数的增加而增加,药物越亲水,电荷数越多,渗透越慢。

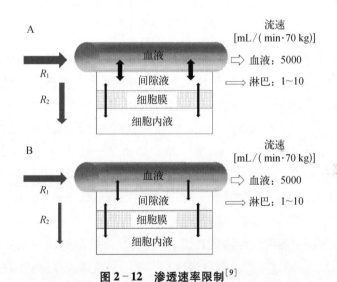

图2-12　渗透速率限制[9]

箭头越粗,流速越快;A. 渗透限速于细胞膜,如肾脏、心脏、肌肉等组织;B. 渗透限速于毛细血管膜,如中枢神经系统等

当极性药物通过紧密结合的类脂性膜时,其渗透限速特征特别明显。如图2-13所示,研究分别测定了不同化合物进入脑脊液时的药物浓度,并与血浆游离药物(非结合)浓度进行比较。研究发现,药物进入脑脊液容易程度的差别是脂肪-水分配系数和电离程度的函数,提示只有非电离的药物才能分布入脑。例如,戊巴比妥和水杨酸的亲脂性(用$\log P$表示)相似,但达到分布平

衡所需的时间比水杨酸短得多,因为戊巴比妥是一个较弱酸,pK_a为8.1(水杨酸的pK_a为3.0),在血浆和脑脊液(pH 7.4)中大部分以非电离状态存在。

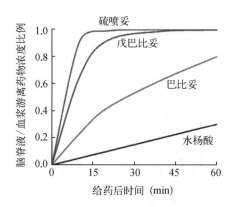

图 2-13 几种不同药物在犬体内浓度的比例
(脑脊液/血浆游离药物浓度)[6,23]

对于大分子药物(>5 kDa),尤其是带电荷的或高极性的蛋白等大分子药物,通过毛细血管膜渗透缓慢,呈现组织渗透限速特征。这些分子从血液转运到细胞间隙液后,则不容易通过毛细血管壁排出到血液中,而是更容易先透过毛细淋巴管壁形成的淋巴系统。人体组织间隙液到淋巴管及从淋巴管回流到血液的平均流速分别约为 10 mL/min 和 1~2 mL/min(均显著低于血液流速,5 000 mL/min),差距主要是因为淋巴管和淋巴结的水被大量重吸收。由此可见,淋巴系统可使得组织间隙液中蛋白质浓度保持在较低水平,并显著影响大分子药物皮下注射后的吸收速率和程度。

由于各组织之间灌注和渗透性差异较大,难以推断组织中某一种药物的具体分布特征,但通过先判断药物渗透属于灌注限速或组织渗透限速特征,则可以初步判断影响药物分布特性的显著因素。前面所讨论的有关灌注限速对于达到平衡所需时间的高平衡分布比例系数(K_{pb})的影响也适用于渗透限速。药物进入组织的速率降低,因而达到分布平衡所需的时间增加。此时平衡是独立的,而达到平衡的过程受速率限制。

如果血药浓度长时间不变,达到分布平衡后,组织中游离型药物浓度最终会与血浆中的游离型药物浓度相同。但由于细胞内代谢、主动转运、组织间隙液通过淋巴管道和总导管的流动及跨细胞膜 pH 梯度等,血液和组织的游离型药物浓度存在一定差异。所以极性大分子药物[如贝伐珠单抗(bevacizumab)],通常在血液及各组织中呈现不同的浓度。抗体药物缓慢地扩散穿过毛细血管内皮，并可以通过组织间隙液和淋巴液进行转运，其在组织中浓度通常远低于血浆药物浓度。由于血脑屏障的存在，虽然抗体药物也可以扩散渗入脑脊液，但通常浓度非常低，只有当血脑屏障的功能被破坏时，如采用动脉内灌注贝伐珠单抗治疗脑瘤时，药物跨血脑屏障渗透性才会显著增加[24]。

另外，阿米登(Amidon)教授于 1995 年根据药物溶解度和渗透性高低对药物进行了分类，提出了生物药剂学分类系统(biopharmaceutics classification system，BCS，详见第四章)。2005 年贝尼特(Benet)教授在 BCS 基础上加以改进，提出基于体内处置的生物药剂学分类系统(biopharmaceutics drug disposition classification system，BDDCS，详见第四章)，使用代谢程度代替渗透性指标进行药物分类，也有助于研究者评价药物的分布程度特征。

第三节　分　布　程　度

血浆中药物可以结合多种血浆蛋白，如酸性药物通常和浓度最高的血浆蛋白——白蛋白结合，碱性蛋白通常与 α_1-酸性糖蛋白和一些可结合脂蛋白的中性亲脂化合物结合。另外，γ 球蛋白、皮质激素传递蛋白、纤维蛋白原、性激素结合球蛋白和甲状腺素结合球蛋白常与特殊的化合物结合。许多分子量较大的蛋白药物也有特殊的蛋白载体。组织中药物也可以结合多种组织成分。例如，离子化的碱性化合物，可与组织中大量的酸性磷脂形成离子对，它们的非离子化形式也会分布到脂肪组织中。分布程度主要受血液成分和组织成分与药物的相对结合能力及组织转运体的影响。

一、表观分布容积

表观分布容积(apparent volume of distribution)是将全血或血浆中药物浓度与体内药量联系起来的参数，是药动学中描述分布程度的一个重要概念和参数。它是指在药物充分分布达到平衡的假设下，体内全部药物按血中同样浓度溶解时所需的体液总体积。表观分布容积与药物在血液和组织中的分布密切相关。一旦体内分布达到平衡，表观分布容积则反映了药物在血液和组织中的分布相对程度，由血液和组织的结合程度及转运体决定。表观分布容

积(V)单位通常以 L 或 L/kg 表示,计算公式如下

$$V = \frac{\text{平衡时体内药量}}{\text{血浆药物浓度}} = \frac{A}{C} \qquad (2-10)$$

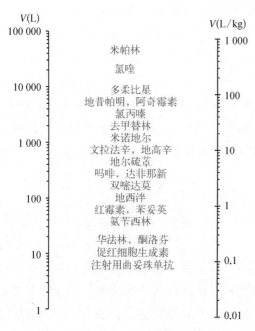

图 2-14　不同药物的表观分布容积[9]

不同药物表观分布容积数值范围相当大,已得出的数值(图 2-14)为 3~40 000 L,极大地超过了机体的实际容积范围(如 70 kg 的人体液总量约 42 L)。如果已知血浆容积 V_P(如 3 L)、表观分布容积 V,那么血浆中的药量是 $V_P \times C$,体内的药量是 $V \times C$,即可以估计药物在体内血浆内外的比例

$$\text{体内血浆中的药物组分} = \frac{V_P}{V} \qquad (2-11)$$

表观分布容积越大,血浆药物占全身药物的比例就越低。例如,某药物的表观分布容积是 100 L,则它的血浆药物只占全身药物的 3%。其余的组分可由式(2-12)表示

$$\text{血浆外药物组分} = \frac{(V - V_P)}{V} \qquad (2-12)$$

下面我们可以用一个简单的模式图(图 2-15)来解释,为什么用表观分布容积来表示分布容积,以及为什么不同的药物有不同的表观分布容积。在该模式图中,体内药物量(A)可以由血浆容积(V_P)和组织房室容积(V_T)来解释。当分布达到平衡时,各个房室的药量可以用血浆药物浓度(C)、血浆容积(V_P)和组织房室面积(V_T)及药物的组织-血浆平衡分配系数(K_P)表示

$$A \quad = \quad V_P \times C \quad + V_T \times K_P \times C \qquad (2-13)$$
$$\text{体内药量　血浆中药量　组织中药量}$$

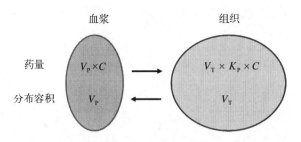

图 2-15　药物在血浆和组织的分布模式图

由于 $A = V \times C$，将式（2-13）两边都除以 C，即得

$$V = V_P + V_T \times K_P \qquad (2-14)$$

式中，$V_T \times K_P$ 为从测定的血浆药物的量而得到的组织表观分布容积。由式（2-14）可见，药物的表观分布容积是血浆的容积与药物的组织表观分布容积的总和，即

$$V = V_P + V_{T1} \times K_{P1} + V_{T2} \times K_{P2} + \cdots + V_{Tn} \times K_{Pn} \qquad (2-15)$$

式（2-15）可以定量地描述表观分布容积、药物结合与真实容积之间的关系，揭示药物分布的本质规律。对于某些组织，药物的 K_P 较大，这也解释了为什么某些药物的表观分布容积会大幅度超过人体生理体液总容积。

二、分布程度的评价方法

（一）稳态分布容积

药物在血液中可以和血细胞和血浆蛋白等组分结合，由于药物的游离浓度相等而在各组分的结合率不同，因此可能造成药物在血液中的结合药物浓度（C_b）、血浆药物浓度（C）及血浆中游离药物浓度（C_u）之间的差异。如本章第一节所述，通常药动学研究检测血浆中的总药物浓度，有时因为药物药效或毒性与血浆中的总药物浓度的相关性差，此时需要考虑检测或准确预测能够反映组织的药物浓度等相关性更好的指标。虽然游离药物浓度更能反映药物的活性（药效和毒性），但游离药物浓度因测定步骤烦琐而难以获得，若能确定游离药物分布容积（V_u），则有可能估计游离药物浓度，并借此建立体内药物的量与游离血浆药物浓度之间的关系。

$$V_u = \frac{\text{平衡时体内药量}}{\text{游离血浆药物浓度}} = \frac{A}{C_u} \qquad (2-16)$$

药物与组织的结合一般可以通过测定药物的血浆结合来估计。根据质量平衡关系,即

$$V \times C = V_{\mathrm{P}} \times C + V_{\mathrm{TW}} \times C_{\mathrm{TW}} \qquad (2-17)$$

体内药量　　血浆内药量　　血浆外药量

式中, V_{TW} 为血浆外药物分布容积; C_{TW} 为各个组织的平均总药物浓度。可用于计算组织中的药物质量,将式(2-17)左右两边同时除以 C ,即

$$V = V_{\mathrm{P}} + V_{\mathrm{TW}} \times \frac{C_{\mathrm{TW}}}{C} \qquad (2-18)$$

表观分布容积　　血浆容积　　表观组织容积

对于仅通过被动扩散进入组织细胞的药物,其游离药物分数 $f_{\mathrm{u}} = C_{\mathrm{u}}/C$,同样地,对于各组织的平均游离药物分数 $f_{\mathrm{uT}} = C_{\mathrm{uT}}/C_{\mathrm{TW}}$,假设无转运体介导转运,在组织中的游离药物浓度(C_{uT})和在血浆中的游离药物浓度(C_{u})相等时,分布达到平衡,所以

$$\frac{C_{\mathrm{TW}}}{C} = \frac{f_{\mathrm{u}}}{f_{\mathrm{uT}}} \qquad (2-19)$$

代入式(2-18)后,即得到吉莱特方程(Gillette equation)

$$V = V_{\mathrm{P}} + V_{\mathrm{TW}} \times \frac{f_{\mathrm{u}}}{f_{\mathrm{uT}}} \qquad (2-20)$$

从式(2-20)可见,表观分布容积 V 随 f_{u} 的增大而增大,随 f_{uT} 的增大而减小。

通过比较式(2-19)和式(2-20),可见药物的组织-血浆平衡分配系数 $K_{\mathrm{P}} \approx f_{\mathrm{u}}/f_{\mathrm{uT}}$,即 K_{P} 反映了药物与组织和血浆的结合关系。式(2-20)可机制性定量解释药物分布容积的影响因素,并可以理解不同药物之间的药物分布差异的原因,以及预测其变化特征。

对于转运体介导转运的药物来说,摄取转运体可以在组织中富集药物,外排转运体可排出药物,即进入细胞的转运速率是 $P_{\mathrm{uptake}} \times A \times C_{\mathrm{u}}$,而外排转运速率是 $P_{\mathrm{efflux}} \times A \times C_{\mathrm{uT}}$,其中 C_{uT} 是组织中的游离药物浓度, P_{uptake} 和 P_{efflux} 分别是药物摄取和外排的渗透性, A 是接触表面积。在稳态时,细胞净流入量是零,因此细胞内与细胞外游离药物浓度的关系是

$$\frac{C_{uT}}{C_u} = \frac{P_{uptake}}{P_{efflux}} \qquad (2-21)$$

当摄取占比高,即 $P_{uptake} > P_{efflux}$,则 $C_{uT} > C_u$;当外排占比高,则刚好相反。因为 $C_u = f_u \times C$,并且 $C_{uT} = f_{uT} \times C_{TW}$,所以

$$\frac{C_{TW}}{C} = \frac{f_u}{f_{uT}} \times \frac{C_{uT}}{C_u} \qquad (2-22)$$

将式(2-21)代入式(2-22)可得

$$\frac{C_{TW}}{C} = \frac{f_u}{f_{uT}} \times \frac{P_{uptake}}{P_{efflux}} \qquad (2-23)$$

代入式(2-18)可得

$$V = V_P + V_{TW} \times \frac{f_u}{f_{uT}} \times \frac{P_{uptake}}{P_{efflux}} \qquad (2-24)$$

由式(2-24)可知,表观分布容积除了受真实生理容积影响外,还与药物及血浆/组织蛋白结合和组织主动转运能力相关。

人的体液是由细胞内液、细胞间液和血浆三部分组成。细胞间液处于细胞内液与血浆之间,与血浆一起组成细胞外液。普通成人,水分约占体重的58%,其中血浆仅占体重的4%左右,细胞间液约占体重的13%,细胞内液约占体重的41%。因此,体重70 kg的成人约有总体液42 L,其中血浆约3.0 L,细胞间液约12 L,细胞内液约27 L。假设没有转运体介导的主动转运,通过以上数据和式(2-24),即可得到式(2-25),用于描述药物在人体血浆或在组织中的分布情况。

$$V = 3\ \text{L} + 39\ \text{L} \times \frac{f_u}{f_{uT}} \qquad (2-25)$$

药物在体内的真实分布容积与体重有关,不会超过总体液体积。当药物在血管内大量结合时,血液中游离药物分数(f_u)趋近于零,而血管外结合很少,组织中游离药物分数趋近于1,参考式(2-25),其表观分布容积则接近于血浆体积,如伊文思蓝等高分子物质静脉注射给药后基本上仅在血浆中分布,故可被用于估算血浆体积。当药物几乎不发生任何结合,血液与组织中游离

药物分数均趋近于1,其表观分布容积则等于血液与细胞外液的体积之和,如重水或安替比林等能很快分布到整个体液,即可用于测定体液总体积。一些脂溶性差的药物如溴离子或氯离子等,能很快分布到细胞外液,但难以通过细胞膜进入细胞内液,其表观分布容积则等于血液与细胞外液的体积之和。上述这些物质由于它们基本上不与血浆蛋白或组织蛋白相结合,故它们的表观分布容积接近于人体真实的分布容积。但绝大多数药物并不符合这种情况,多数药物会与血浆蛋白和(或)血管外组织蛋白结合。当药物主要与血浆蛋白结合时,其表观分布容积小于它们的真实分布容积,如双香豆素等脂溶性药物;而当药物主要与血管外的组织蛋白结合时,则反之,如苯丙胺等碱性药物。

(二)不同分布容积比较

在药动学中,根据药物分布的不同阶段(如图 2-16 所示的初始、稳态和末端消除相)、设定的模型或计算方法等,表观分布容积有不同的形式。

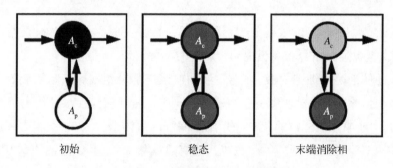

初始　　　　　　　　稳态　　　　　　　末端消除相

图 2-16　药物分布的不同阶段

A_c 和 A_p 分别表示中央室和外周室的药量,初始阶段 A_c 最大,稳态时分布达到平衡,末端消除相时 A_c 降低;圆圈中的颜色越深,表示药量越大

通常 V_1(或 V_c、V_b、V_0)用于表示药物经静脉推注给药后的起始分布容积,其中 A_0 为给药剂量(dose),C_0 为起始浓度,计算式为

$$V_1 = \frac{A_0}{C_0} \qquad (2-26)$$

V_z(V_{AREA}、VD_β)指在消除相时药物的分布容积,计算式为

$$V_z = \frac{A_0 \times F}{k_e \times AUC} = \frac{CL}{k_e} \qquad (2-27)$$

V_B 指末端消除相对应的 y 轴截距 (C_B) 时的药物分布容积,计算式为

$$V_B = \frac{A_0}{C_B} \qquad\qquad (2-28)$$

V_{ss} 指稳态时药物的分布容积,A_b 为稳态时药量,C_{ss} 为稳态时药物浓度,计算式为

$$V_{ss} = \frac{A_b}{C_{ss}} \qquad\qquad (2-29)$$

通常 $V_1 \leqslant V_{ss} \leqslant V_z \leqslant V_B$(图 $2-17$),其中 V_{ss} 是最具有意义的参数。当药物瞬时分布时,$V_1 = V_{ss} = V_z = V_B$。当清除率接近于零时,V_z 接近于 V_{ss}。

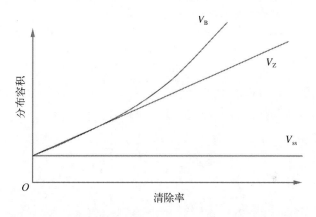

图 $2-17$　各种表观分布容积$(V_{ss}$、V_z、$V_B)$与清除率的关系

当药物的分布动力学占优势时,则非常有必要通过分布容积参数将血药浓度和体内总药量联系起来。尤其对于恒定速率输注,V_{ss} 即是最重要的分布容积参数。对于多剂量给药,无法用一个真正的稳态来描述整个给药间隔,血药浓度一般围绕着稳态值波动,使血浆和组织间形成浓度梯度。如图 $2-18$ 所示,当输注速率慢或相对于实现分布平衡的给药间隔时间很短时,血药浓度波动小,此时就与真正的稳态十分接近,可以用 V_{ss} 估计体内药物分布容积。当输注速率或给药间隔变化时,如输注速率更快或延长给药间隔,血药浓度则会很快背离真正的稳态,此时 V_{ss} 则较少适用。如果给药间隔足够长,能够达到分布平衡,此时 V 即为合适的分布容积常数,但是仅适用于末端相。

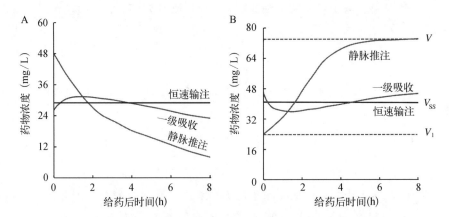

**图 2-18　在稳态一个给药间隔内分别在恒速输注、一级吸收(较慢)、
静脉推注三种给药情况下的示意图[3]**

A. 血药浓度-时间曲线示意图;B. 体内药量与血药浓度比值示意图

(三) 表观分布容积估计方法

外推法是计算表观分布容积最简单和较常用的方法。如在药动学一房
室模型中,静脉注射给药(剂量 dose 或 A_0)后,其血药浓度与时间的关系
如下

$$\frac{dA_0}{dt} = -CL \times \frac{A_0}{V_c} \qquad A_0 = dose \qquad (2-30)$$

以 $\log_{10}C$ 对 t 做一条直线,外推至 $t=0$,即可计算出初始血药浓度 C_0,再按
式(2-16)即可得到起始分布容积 V_1。

面积法也是估算表观分布容积的方法之一,即用血药浓度 AUC 和消除速率
常数求算表观分布容积。对于静脉给药的一房室模型, $AUC = A_0 / (k_e \times V_z)$,
其中 A_0 为给药剂量, k_e 为消除速率常数,即

$$V_z = \frac{A_0}{k_e \times AUC} \qquad (2-31)$$

稳态时药物的分布容积(V_{ss})可以通过估计或测定稳态时的药量(A_b)和
稳态时药物浓度(C_{ss})得到。对于静脉给药的药物,假设药物通过线性消除,
达稳时药物消除的量可表示为 $CL \times AUC_{0,t}$,即

$$A_b = A_0 - CL \times AUC_{0,t} \qquad (2-32)$$

将式(2-32)代入式(2-29)中,可得

$$V_{ss} = \frac{A_0 - CL \times \int_0^t C\mathrm{d}t}{C_{ss}} \qquad (2-33)$$

对于口服吸收的药物,药物吸收的总量可表示为 $\mathrm{dose} \times F$(或 $CL \times AUC_{0,\infty}$),其中 F 表示药物的生物利用度,达稳时药物消除的量可表示为 $CL \times AUC_{0,t}$,即

$$A_b = CL \times AUC_{0,\infty} - CL \times AUC_{0,t} = CL \times AUC_{t,\infty} \qquad (2-34)$$

根据 $CL = \mathrm{dose} \times F/AUC_{0,\infty}$,代入式(2-34),可得

$$V_{ss} = \frac{\mathrm{dose} \times F \times \dfrac{AUC_t^{\infty}}{AUC_0^{\infty}}}{C_{ss}} \qquad (2-35)$$

三、分布与消除的动态过程

将人体描绘成单一房室对于建立药动学基本原理是适用的,但它不能准确表示给药后药物的体内过程。用单一房室解释分布的概念有个基本假设,即组织和血液间的药物平衡在瞬间产生,但实际上,药物的分布需要时间。当用单一房室模型无法合理解释给药后观测到的结果,或所观察到的结果存在较大的错误风险或计算给药剂量时出现较大偏差时,则需要关注分布动力学对药动学过程的影响。

高渗透性药物给药后可快速分布于全身并达到平衡,此时药物分布的时间可忽略不计,则可以假设人体为单一房室,可使用一房室模型进行分析。但这类药物占比很少,大多数药物都会存在不可忽略的分布过程,此时若还使用一房室模型进行分析,则会产生较大偏差,可考虑使用二房室或更多房室模型进行分析。对于静脉给药的药物,其分布过程如图 2-19 所示,具体分为 3 步,药物静脉给药后经中央室进入系统循环,并从中央室消除,同时药物也在中央室与外周室间转运,然后逐渐达到分布平衡,最后进入以药物消除为主的消除相的过程[22]。

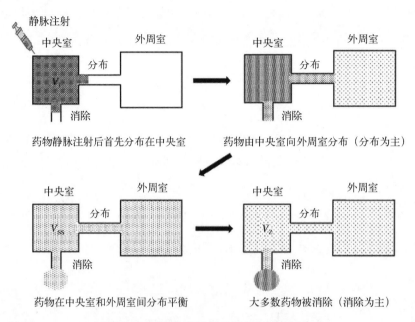

图2-19 药物静脉给药后的分布过程示意图

如果将体内组织分为高灌注组织与低灌注组织,其药量-时间曲线和体内总药量-时间曲线可以表示为图2-20A,体内的分布容积表示为图2-20B。在单次静脉推注给药后的早期,药物的血浆浓度一般快速下降,而此时只有少量药物被消除。随着药物分布到平衡更慢的组织或药物的消除,药物的表观分布容积(V)从起始分布容积(V_1)逐渐随时间增加而增大,直到药物在血浆和所有组织中达到平衡。

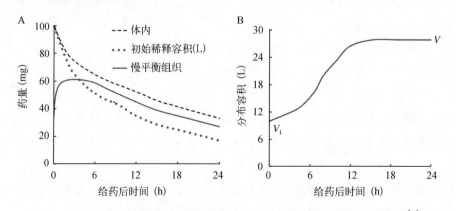

图2-20 单剂量静脉推注给药后药量和表观分布容积随时间变化示意图[3]

将图 2‑20 所示过程的血浆浓度‑时间曲线按照通过分布和消除两个途径降低的动力学过程,如图 2‑21 所示,早期药物的血浆浓度快速降低,随后下降较慢。

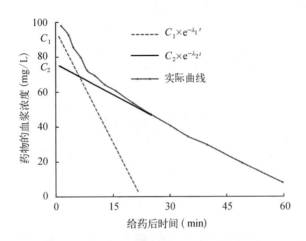

图 2‑21　一名受试者接受阿司匹林静脉推注 650 mg 后血浆中的阿司匹林浓度[3,25]

简单回顾一下,对于一房室模型假设,其动力学过程以单指数方程进行描述,为 $C_0 \times e^{-k_e t}$,其中 k_e 为消除速率常数,半衰期为 $0.693/k_e$,而 C_0 是预期的初始血药浓度,即直线外推到时间为零时 y 轴上的截距。但上图并不完全符合一房室模型假设,更接近二房室模型假设,因此为了更好地描述血药浓度的消除过程,我们可以用双指数曲线拟合血药浓度动态变化,即单指数消除部分的浓度动态变化用式 $C_2 \times e^{-\lambda_2 t}$ 拟合,单指数分布部分(药物总浓度减去单指数消除部分浓度)的浓度动态变化可用式 $C_1 \times e^{-\lambda_1 t}$ 拟合,即

$$C = C_1 \times e^{-\lambda_1 t} + C_2 \times e^{-\lambda_2 t} \qquad (2-36)$$

式中,下标 1 和 2 分别代表第一个和第二个指数项,C_1 和 C_2 指的是相应的零时截距,即 $C_0 = C_1 + C_2$。

图 2‑22 中一只犬单剂量静脉推注术前全身麻醉药硫喷妥后在各组织中呈现不同的药物浓度和分布动力学,也为药物的分布动力学提供了直接依据。硫喷妥是一种小分子的高脂溶性药物,几乎能分布在所有组织中,属于灌注限速。在高灌注器官肝脏中,硫喷妥 5 min 时即与血浆达到了分布平衡,之后在

肝脏中药物的衰减趋势与血浆平行;而药物从高灌注组织向肌肉、脂肪等低灌注组织的再分布则是其血药浓度在给药 3 h 内下降的主要原因。由于其脂肪-血浆平衡分配系数(K_p)为 10,给药后 3 h 脂肪组织中也尚未建立分布平衡,由此可见,硫喷妥单剂量静脉推注后血药浓度下降显著,且需要很长时间来完成组织分布过程。

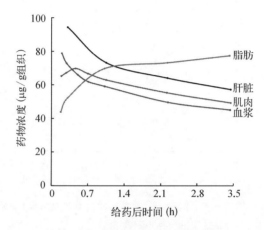

图 2-22 一只犬单剂量静脉推注硫喷妥(25 mg/kg)后
血浆和各组织中的药物浓度[3,26]

对于恒速输注的药物,如咪达唑仑,作为一种有效的镇静剂,如果静脉给药过快,由于药物渗透能力强,当其还未分布到低灌注组织时,在动脉和脑等高灌注器官的浓度很高,会引起严重的呼吸抑制及呼吸障碍。此时,可通过短期恒速输注的方法来取代大剂量推注给药,通过降低 C_{max} 以避免不良事件的发生。对于部分需要长期恒速输注的药物,在分布早期,由于药物在血液和许多组织中尚未建立分布平衡,一旦停止输注即可看到明显的分布相;随着输注时间的延长,进入组织的药量增多,药物由血液向组织的转移也大大减少,因此一旦停止输注,随着时间的延长,药物的分布相就显得平缓。

从给药瞬间起,药物在体内就一直存在分布与消除两个过程。一般来说,药物中的大部分药量会在进入消除相后再进行消除(图 2-23A),但有些药物在尚未达到分布平衡时,就消除了大部分药量,即组织中分布比血浆清除速率慢,此时展现出血浆药物浓度在末端消除相之前即呈现显著下降趋势(图 2-23B)。如图 2-23C 所示,药物消除半衰期及分布与消除的相对速率决定了恒速静脉输注时血浆中药物的达坪过程。消除分数 f_2(末端相的消除占总消除量的比例)在 0.01~1 之间变动,当 f_2 = 1 时,相对于消除来说药物分布瞬间完成,表观分布容积 V 较小的药物在末端相(仅在此相)消除。达坪浓度的 50% 与 90% 所需的时间分别为 1 个末端相半衰期($0.693/\lambda_2$)和 3.3 个末端相半衰期。但是,当 f_2 值较小时,在分布平衡建立之前消除的药物更多,达到指定药物浓度(如 50% 的达坪浓度)的时间就会提前,直到 f_2 = 0 时,达到 50% 达坪浓度所需的时间等于第一相的半衰期,即 $0.693/\lambda_1$。大多数药物的 f_2 大于 0.8,因此主要由末端相半衰期决定达坪时间。

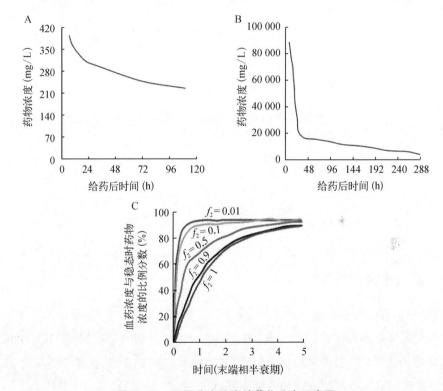

图 2 - 23　不同分布速率的药物分布示意图

A. 药物的分布速率大于消除速率;B. 药物分布速率小于消除速率;C. 血药浓度与稳态时药物浓度的比例分数和分布与消除的相对速率关系示意图[3]

对于肾功能不全的患者,如使用庆大霉素时(图 2 - 24),肾功能受损导致的肌酐清除率 CL_{cr} 下降则主要影响药物初始相的半衰期及其达到末端消除相之前的药物浓度下降程度。当肾功能没有损伤时,庆大霉素在静脉推注给药后分布达到平衡前，大部分药物已经消除。而对于肾功能受损的患者，随着清除率的降低，药物分布平衡所需的时间延长，在给药初期消除的药物也相应减少。此时，药物给药后的初始相即代表了该药物的分布动力学特征。

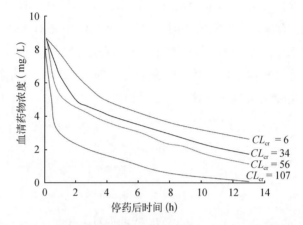

图 2‑24　四个不同程度肾功能受损患者停止给予庆大霉素后的血清药物浓度变化示意图[3,27]

第四节　蛋白结合动力学

一、蛋白结合动力学

（一）蛋白结合常数

大部分药物与血浆/组织蛋白结合是一种可逆过程（也存在共价不可逆结合），因为血浆/组织蛋白浓度有限，因此可能存在饱和现象，血浆和组织中药物的游离型和结合型之间保持着动态平衡关系（图 2‑25）。

结合常数反映蛋白对药物的亲和力，可用 K_a 表示。由于蛋白上的结合部位是有限的，所以结合程度也决定于药物和蛋白的摩尔浓度。若蛋白仅存在单一结合位点，结合可以用以下反应式表达：

$$药物 + 蛋白 \rightleftharpoons 药物\text{-}蛋白结合物$$

在一定范围内，蛋白浓度越高，与蛋白结合的药物‑蛋白结合物浓度越高，

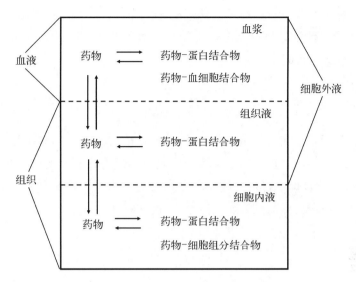

图 2 – 25　药物与血浆/组织蛋白结合的动态平衡

反之亦然。从质量定律的观点来考虑,结合程度可由 3 个参数决定,即游离药物浓度 C_u,游离蛋白浓度 P 和结合药物浓度 C_b,因此可计算蛋白结合常数 K_a。

$$K_a = \frac{C_b}{C_u \times P} \qquad (2-37)$$

（二）游离药物分数

血浆/组织蛋白结合所关注的首要问题是在不同的治疗方案中患者自己及患者之间的差异。结合的程度通常用结合药物浓度与总浓度的比例来表示。此值的范围为 0~1.0,一般该值超过 0.9 即被认为是高度结合。

如前文所述,非结合药物浓度即游离药物浓度而不是结合药物浓度,其在治疗中发挥更重要的作用。所以血浆中游离药物所占比例,即游离药物分数(f_u),比与蛋白结合的药物所占比例更有意义。当 f_u 是常数时,测量血浆药物总浓度是用来测定结合药物浓度变化的好方法。

$$f_u = \frac{C_u}{C} \qquad (2-38)$$

游离蛋白浓度 P 决定于总蛋白浓度 P_t。这两个浓度之间的关系为 $f_{up} =$

P/P_t, f_{up} 表示未占用的蛋白结合位点的分数比例。假设药物与蛋白为 1:1 结合,此时游离药物浓度是 $f_{up} \times C$,结合药物浓度是 $(1 - f_u) \times C$,代入式 (2-38),经重排后可得

$$f_u = \frac{1}{(1 + K_a \times f_{up} \times P_t)} \qquad (2-39)$$

从式(2-39)中可知 f_u 的值决定于总蛋白浓度和蛋白结合常数 K_a,通常在治疗浓度下,结合位点不是饱和的,因此 f_{up} 保持接近 1.0,f_u 等于 $(1 + K_a \times P_t)$。如果同时 f_u 也很小 (<0.1),f_u 则近似为 $1/(K_a \times P_t)$。若将这个式的比例看作常量,而当结合蛋白浓度 P_t' 改变时,f_u' 的值为

$$f_u' = \frac{P_t}{P_t'} \times f_u \qquad (2-40)$$

以布洛芬的 f_u($f_u = 0.005$)为例,该药主要与白蛋白结合,当白蛋白浓度从 43 g/L 下降到 28 g/L 时,f_u 预计增加到 0.007 7,增加了约 54%。

二、血浆蛋白结合率的测定方法

目前,用于测定药物血浆蛋白结合率的常用方法包括平衡透析法[28]、超滤法[29]、超速离心法[30]等。

平衡透析法是基于药物结合的平衡原理来测定游离药物浓度最常用的方法,也是研究药物血浆蛋白结合率的经典方法,具有操作简单、设备成本低廉等优点。该方法利用不同孔径(截留分子量)的透析膜将蛋白溶液与缓冲液分隔开,以建立两者之间的一种平衡状态,在透析膜的内侧加入含药的蛋白溶液,外侧加入空白缓冲液,该条件下仅特定分子量的游离药物可以自由穿过透析膜,孵育一段时间,待两侧达到平衡后,结合型药物仍然滞留于透析膜内侧,游离型药物则穿过透析膜进入缓冲液中,通过测定两侧的药物浓度即可计算药物的蛋白结合率。通常大分子量和结合能力强的药物需要较长的平衡时间,可采用适当振荡的条件加速平衡的过程。目前,平衡透析法已有 96 孔板的高通量测定方式,可以实现同时测试大量候选药物的蛋白结合率。另外,平衡透析法也存在一定缺陷,如初始平衡状态的改变、药物的非特异性结合、体积变化、唐南(Donnan)效应和蛋白渗漏等。

超滤法与平衡透析法类似,采用超滤膜分隔的两隔室装置进行测定。将

药物的蛋白溶液加入上层隔室,在外界压力或者离心条件下使游离药物穿过超滤膜至下层隔室,通过测定两侧的药物浓度计算血浆蛋白结合率。该方法相对于平衡透析法的优势在于试验时间短,可显著减少酯酶代谢、蛋白稀释和蛋白渗漏造成的试验偏差。但药物容易吸附到超滤膜上,可能会影响检测结果;且药物非特异性结合效应较明显,尤其对于高脂溶性药物,该情况下可以先测定缓冲液中结合率以作为基础对照,再考察无蛋白条件下药物的结合情况,以校正试验结果。

超速离心法即根据密度梯度采用超高速离心力来分离游离型和结合型药物。离心之后的结合型药物与血浆蛋白一起分布于底层,中间层为游离药物分布层,最上层为极低密度脂蛋白和乳糜微粒漂浮物等。通过测定中间层和离心前初始药物浓度即可计算血浆蛋白结合率。该方法成本相对较高且在超速离心条件下可能会改变药物的蛋白结合平衡,但具有测定时间短、样品需求量小、非特异性吸附效应弱等优势。

在实际测定过程中,影响血浆蛋白结合率测定的因素很多,如药物溶解度、药物非特异性结合、酯酶代谢、测定温度等,需根据药物的特征,结合研究的实际目的,选择合适的测定方法,并根据药物预期治疗浓度,个性化地制订试验浓度,必要时进行不同浓度条件下的血浆蛋白结合率测定。对于极高蛋白结合率的药物,试验的微小偏差即会对结果造成较大的相对偏差,此时还需要同步优化精密度更高的液相色谱-串联质谱法(LC-MS/MS)、放射性标记等检测分析技术。

第二章　　　　第二章　　　第二章
关键知识点　　习题　　　　参考文献

（仰浈臻）

药 物 消 除

本章学习目标

1. 掌握代谢、代谢酶、排泄、清除率和抽提比的基本概念。

2. 了解肝生理及解剖特征,掌握灌注、蛋白结合、肝细胞活性与内在清除率的概念,理解混合良好模型(well-stirred model),理解肝消除的三个步骤及其影响因素,掌握胆汁排泄及肝肠循环基本概念。

3. 理解肾排泄,了解肾抽提比的概念,掌握肾的三个消除步骤(滤过、分泌、重吸收),理解 pH 对于肾消除的影响。

4. 了解消除动力学及其影响因素,其包括主要及二级药动学参数、代谢诱导、消除动力学特征及其影响因素。

消除是机体对药物的关键处置过程之一,药物消除的途径和速率可能会影响药物的安全性和有效性,也是新药开发成败的重要原因。在第一章中,我们已经学习了清除率,这是消除最重要的概念。在本章中,我们将在消除的类型、发生部位、器官清除率的计算方法、生理意义和影响因素等方面进行讲解。

第一节 药物消除的概述

一、消除的基本概念

消除(elimination)是指机体对原型药物进行清除,降低体内药物的量的过程,包括代谢(metabolism)和排泄(excretion)。衡量消除过程的关键参数是清除率(clearance,*CL*)。大分子和小分子的消除方式并不相同,即使同为小分子,其消除的途径和速率也会千差万别。为了理解这种差异,需要先理解消除发生所涉及的生理过程。本章主要以介绍小分子的消除规律为主,大分子的相关内容详见《临床药动学-药效学研究(研究技术与应用卷)》第十章。

二、消除的类型和发生部位

消除可以通过代谢和排泄两种途径发生。代谢,也称为生物转化(biotransformation),即机体通过多种代谢酶对原型药物的化学结构进行修饰的过程。代谢主要发生在肝,也发生在肠、肾、肺及血液中,是最主要的药物消除途径,约70%的药物经代谢消除(图3-1)。排泄,即机体将原型药物排出体外的过程。排泄有多种途径,有些药物经过胆汁排泄至肠中,并经粪便排出体外;有些药物通过肾进行排泄;还有一些挥发性药物通过呼吸排泄。肾是主

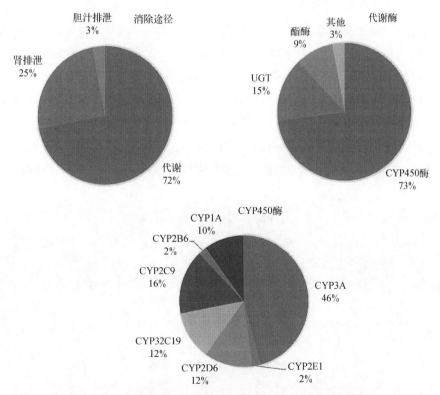

图3-1 2002年处方量较大的200个小分子药物的消除途径及比例[1]

UGT,尿苷二磷酸葡萄糖醛酸基转移酶;CYP450,细胞色素P450

要的排泄器官,约 20% 的药物经肾排泄[1]。生物大分子与小分子的消除方式不同。以抗体药物为例,其分子质量一般约为 150 kDa,超过肾小球滤过的阈值(55 kDa),因而无法通过肾直接消除,而是通过胞饮作用、蛋白酶水解和靶点介导的特异性清除等机制进行消除。

三、药物代谢

(一)药物代谢反应

药物代谢反应包括 I 相(phase I)代谢反应和 II 相(phase II)代谢反应,如图 3-2 所示,I 相代谢主要通过氧化、还原、水解及脱烷基作用,对原型药物的结构进行修饰[2]。II 相代谢则是通过结合反应,添加亲水基团(一般情况下),理论上可增加代谢产物亲水性,包括葡萄糖醛酸化、硫酸化、乙酰化、甲基化和氨基酸结合(甘氨酸、牛磺酸、谷氨酰胺),如图 3-3 所示。很多药物会先发生 I 相代谢,增加羟基或羧基,再发生 II 相代谢。但 I 相代谢并非必需,有些具备可供结合的基团的药物会直接发生 II 相代谢。例如,吗啡直接经葡萄糖醛酸化发生 II 相代谢,而未经历 I 相代谢。大多数情况下,出于促进吸收的目的,药物需具备一定的亲脂性,才更容易通过生物膜,吸收进入血液循环系统和分布进入靶部位。但亲脂性也会增加药物经尿滤过后的重吸收,从而降低尿液排泄程度。因此,I 相代谢和 II 相代谢一般会引入亲水性较强的基团,以增强药物的亲水性,从而促进药物通过肾排泄。药物代谢有时也会影响药物分布,如中枢神经系统药物经代谢后极性增强,难以通过血脑屏障发挥疗效。

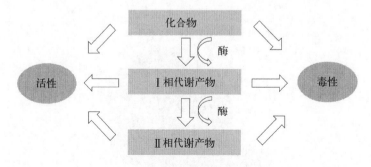

图 3-2 代谢消除过程示意图

代谢反应可能并行发生,也可能序贯发生。一方面,一个药物可以是多个代谢酶的底物,因而同时经由多种代谢途径进行竞争性代谢。经过不同的代

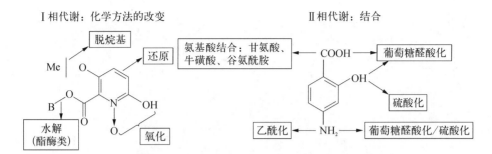

Ⅰ相代谢：化学方法的改变　　　　　　　Ⅱ相代谢：结合

图 3‑3　Ⅰ相代谢及Ⅱ相代谢常见反应示意图

谢途径会产生不同代谢产物,而不同代谢产物产生的比例取决于每条代谢通路的相对贡献占比。另一方面,药物也可以经由多个代谢酶进行序贯性代谢。例如,氯吡格雷首先经细胞色素 P450(cytochrome P450,CYP450)酶中 CYP1A2、CYP2B6 和 CYP2C19 代谢为 2‑氧‑氯吡格雷,2‑氧‑氯吡格雷又经过 CYP2B6、CYP2C9、CYP2C19 和 CYP3A4 代谢为具有活性的硫醇代谢产物[3]。因此,在氯吡格雷的代谢过程中,既有竞争性代谢,又有序贯性代谢。

(二) 代谢发生的部位

代谢发生的主要部位是肝,但肠、肾和肺等其他器官及组织也有代谢酶分布。代谢酶主要分布在细胞内,存在多种亚细胞定位。有些代谢酶分布在肝或其他特定组织细胞的内质网(endoplasmic reticulum)上,如 CYP450 酶和尿苷二磷酸葡萄糖醛酸基转移酶(UDP‑glucuronosyltransferasess,UGT)。还有一些代谢酶分布在肝细胞胞质(cytosol)中(如乙醇脱氢酶)或线粒体外膜上(如单胺氧化酶)。在对这些组织进行匀浆的过程中,细胞的完整性被打破,内质网破碎形成细小颗粒,称为微粒体(microsome)。因此,位于内质网上的代谢酶又被称为微粒体酶,胞质或线粒体外膜上的代谢酶等被称为非微粒体酶,因而药物代谢可分为微粒体代谢和非微粒体代谢(图 3‑4)。

负责氧化和还原反应的代谢酶主要属于 CYP450 酶超家族。早在 20 世纪 40 年代,研究者就发现了混合功能氧化的现象,但并未确定代谢酶。早石修(Hayyaishi)和曼森(Mason)于 1955 年最早发现了混合功能氧化酶[4]。加芬克尔(Garfinkel)和克里根伯格(Kligenberg)于 1958 年将其命名为碳单氧化结合色素(carbon monoxide binding pigment)或细胞色素[5]。CYP450 酶的二价铁(Fe^{2+})与一氧化碳(CO)结合在 450 nm 处产生吸收峰,若 CYP450 酶变性,结

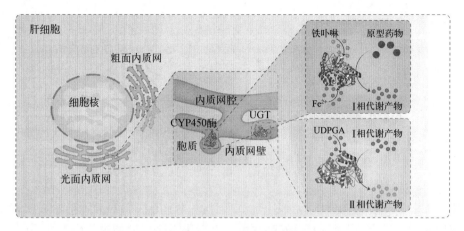

图 3-4 CYP450 酶及 UGT 酶代谢反应发生的部位

肝细胞内的内质网上分布有 CYP450 酶和 UGT 酶,在铁卟啉的参与下,药物被 CYP450 酶氧化得到代谢产物,再经 UGT 酶代谢生成葡萄糖醛酸化代谢产物

合后则在 420 nm 处产生吸收峰[6]。20 世纪 90 年代,首次解析出 CYP450 酶的三维结构[5]。CYP450 酶广泛存在于动物、植物、真菌和酵母等体内,负责表达 CYP450 酶的基因多达 4 000 种。其中,在人体内,CYP450 酶的作用为代谢糖类、蛋白质、脂肪、激素和外源性物质。

人体中的 CYP450 超家族酶可以分为 3 个主要家族,称为 CYP1、CYP2 和 CYP3,每一个家族可以再进一步分为亚家族,按 A 到 E 命名,每个亚家族中,再以阿拉伯数字定义每个不同的酶。人基因组中已经发现 57 个 CYP450 酶的基因,归属于 18 个家族和 44 个亚家族。

不同的 CYP450 酶在体内的分布、丰度、催化反应类型,以及对底物结构的偏好性和特异性差异很大。图 3-1 展示了不同 CYP450 酶与药物代谢的相关性。体内丰度最高的酶是 CYP3A,可以代谢具有不同结构特征和大小的药物,约 50%的药物经其代谢。CYP3A 分布于肝和肠壁细胞内。此外,丰度低的 CYP450 酶对药物代谢可能也很重要。例如,CYP2D6 丰度仅占总 CYP450 酶的 2%,但与 25%已上市药物的消除相关,尤其是碱性药物,而很多酸性药物则通过 CYP2C9 和 CYP2C19 代谢。另一个代谢酶的超家族 UGT,负责对部分药物及代谢产物进行葡萄糖醛酸化。除以上两类主要代谢酶外,还有多种酶(图 3-5)参与不同药物和内源性分子的代谢。尽管这些代谢酶的丰度和对药物代谢的重要性不如 CYP450 酶,但在特定药物的代谢中发挥重要作用,具体详见表 3-1。

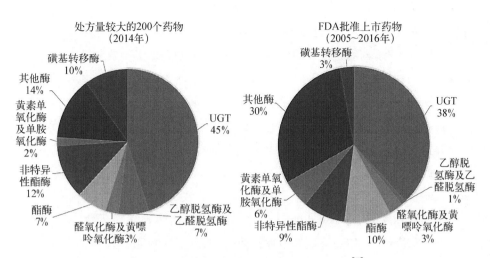

图 3 - 5 非 CYP450 酶对药物代谢的贡献比[7]

表 3 - 1 部分非 CYP450 代谢酶的代谢类型和分布

类 型	代 谢 酶	英 文 名	亚细胞定位
氧化还原酶	乙醇脱氢酶	alcohol dehydrogenase	胞质
	乙醛脱氢酶	aldehyde dehydrogenase	胞质
	二氢嘧啶脱氢酶	dihydropyrimidine dehydrogenase	胞质
	黄素单氧化酶	flavin-containing monooxygenase	内质网膜
	单胺氧化酶	monoamine oxidase	线粒体外膜
	醛氧化酶	aldehyde oxidase	胞质
	NADPH：醌氧化还原酶 1	NADPH：quinone oxidoreductase 1	胞质
转移酶	磺基转移酶	sulfotransferase	胞质
	N-乙酰转移酶	N-acetyltransferase	胞质
	谷胱甘肽硫转移酶	glutathione S-transferase	胞质
	硫嘌呤甲基转移酶	thiopurine methyltransferase	胞质
	儿茶酚-O-甲基转移酶	catechol-O-methyltransferase	胞质
	组胺甲基转移酶	histamine methyltransferase	胞质
水解酶	羧酸酯酶	carboxylesterase	胞质及内质网腔

（三）代谢的作用

药物代谢可以产生多种后果。一方面,代谢改变药物的物理化学性质,促进药物消除;另一方面,代谢使药物丧失药理学活性。特殊情况下,代谢也可能会增加药理学活性或毒性,如伊立替康,其代谢产物 SN - 38 才具有药理学活性。因此,很多药物是以非活性的前药(prodrug)形式给药,在体内经代谢转化成具有药理学活性的分子。代谢产物的药理学活性特征可能与原型药物相似或不同,有些代谢产物会产生不良反应(adverse reaction, ADR)。机体内原型药物及其代谢产物浓度随时间的变化规律是机体对于药物响应的强度和持续时间重要决定因素之一。有药理学活性或毒性的代谢产物,其浓度与药物的药效或安全性相关,当其系统暴露量较高时应特别注意。在确定给药剂量和方式时,也需考虑药物代谢产物的药动学和药效学特征。

与前药相反,软药(soft drug)是一种容易通过代谢失活的药物,在系统性吸收后,迅速通过代谢转化成非活性代谢产物,从而避免蓄积并最小化系统性不良反应的发生,同时确保在给药部位局部的最佳药效。

四、清除率

(一) 清除率的概念

清除率是评估消除过程时最常用的参数,其本质为单位时间内通过消除器官完全清除的含药体积。清除率的概念公式如式(3 - 1)所示。其中,$\Delta X / \Delta t$ 表示单位时间内减少的药量,即药物消除速率。$\Delta X / \Delta t$ 与药物浓度 C_{in} 的比值即为单位时间内清除的体积。由于进出消除器官的血流量(Q)是相同的,$\Delta X / \Delta t$ 可替换为进出消除器官的血药浓度之差($C_{\text{in}} - C_{\text{out}}$)与血流量($Q$)的乘积。抽提比(extraction ratio, ER)反映了药物经过消除器官时被消除的比例,其计算如式(3 - 2)所示。由式(3 - 1)和式(3 - 2)可知,清除率即为血流量与抽提比的乘积,见式(3 - 3)。

$$CL = \frac{\Delta X / \Delta t}{C_{\text{in}}} = \frac{Q \times (C_{\text{in}} - C_{\text{out}})}{C_{\text{in}}} \tag{3-1}$$

$$ER = \frac{(C_{\text{in}} - C_{\text{out}})}{C_{\text{in}}} \tag{3-2}$$

$$CL = Q \times ER \tag{3-3}$$

抽提比的范围为 0~1。当抽提比等于 0 时,说明该器官对于药物完全没有清除能力,进出该器官的药量完全相同。当抽提比等于 1 时,说明该器官完全清除了通过其中的药物,流出该器官的血浆中的残余药量为 0。抽提比与药物本身的性质相关,包括游离药物分数(f_u)和药物可被器官消除的能力。一般来说,抽提比小于 0.3 和大于 0.7 的药物分别被称为低抽提比和高抽提比药物,而抽提比为 0.3~0.7 的药物称为中等抽提比药物。

由式(3-3)可知,除了抽提比之外,消除器官的清除率还与药物到达消除器官的速率,即血流量相关。健康成年人肾和肝的平均血流量分别为 1.1 L/min 和 1.35 L/min。在体内,血液以全血的形式流经消除器官。因此,在计算器官抽提比时,需要使用全血清除率(CL_b)而非血浆清除率(CL)除以器官血流量。前述清除率和抽提比计算式中的 C_{in} 和 C_{out} 应该分别为流入和流出消除器官的全血药物浓度 $C_{b,in}$ 和 $C_{b,out}$。有些药物不仅仅分布于血浆中,还可能分布于血细胞中,对于这些药物来说,血浆清除率并不等同于全血清除率。当抽提比接近 1 时,全血(包括血细胞和血浆)中的所有药物均被消除,全血清除率将趋近其上限,即器官血流量。

(二) 清除率的分类

清除率有多种分类方法,既可以基于发生消除的器官分类,如肝清除率、肾清除率、肺清除率等,也可以按照药物消除的性质区分为代谢清除率和排泄清除率。

(三) 清除率的可加和性

清除率的一个重要特征是不同消除器官之间的清除率可以加和。假设,一个药物同时经过肾排泄和肝代谢进行消除,该药物的总消除速率就等于肾排泄速率和肝代谢速率之和。这种可加和性是由循环系统的解剖学特征决定的。药物随着心脏泵出的动脉血流经各消除器官并经静脉血回到心脏。因此,对于每个消除器官来说,其动脉血中的药物浓度是相同的。将每个消除器官的消除速率分别除以动脉血中的药物浓度,则得

$$\frac{药物消除速率}{C_{in}} = \frac{肾排泄速率}{C_{in}} + \frac{肝代谢速率}{C_{in}} \tag{3-4}$$

前文已经提到,药物消除速率与血药浓度的比值,即总清除率。与总清除率类似,肾清除率(CL_R)和肝清除率(CL_H)也可以分别定义为药物的尿排泄速率和肝代谢速率与血药浓度的比值。因此,则

$$CL = CL_R + CL_H \qquad\qquad (3-5)$$

肾清除率可以根据尿液中测定的原型药物药量进行计算。相反,肝代谢的速率和程度很难被直接测定。在这种时候,可以根据清除率的可加和性计算肝清除率,即

$$CL_H = CL - CL_R = (1 - f_e) \times CL \qquad\qquad (3-6)$$

式中,f_e 为肾排泄比例分数,即肾排泄清除率在总清除率中的占比。

可加和性的一个例外是肺清除率。这是因为肺参与肺循环而非体循环,肺与其他消除器官并非并联关系。另一个原因是心输出量在达到检测位置(一般是外周静脉血管)之前,会先经过肺。因此,在循环系统中测定的药物浓度,是离开肺,而非进入肺的药物浓度。因此,使用这一浓度计算的肺清除率与定义不符。

(四) 血浆清除率和全血清除率

一般来说,研究者多以血浆和血清作为基质对药物浓度进行检测,据此计算的清除率也多为血浆或血清清除率。血清和血浆分别是在不加入和加入抗凝剂的情况下对全血进行离心得到。因此,相比于血浆,血清仅缺少凝血因子,在不影响检测过程时,血浆与血清中的药物浓度基本相当。生物大分子的血药浓度一般以血清为基质进行检测获得。有些药物会和红细胞产生特异性结合,或血浆-红细胞药物比值并不固定(如环孢素 A 的比值会随温度变化而改变),此时为了更准确地获得血液系统暴露,建议检测全血药物浓度,而非血浆或血清药物浓度(除非两者比例固定)。本书中,如无特殊说明,我们使用 C 和 CL 表示血浆药物浓度和血浆清除率,而全血药物浓度和全血清除率分别使用 C_b 和 CL_b 表示。

前文已经提到,当需要计算抽提比的时候,需要先将血浆清除率转换为全血清除率。这种转换需要基于全血-血浆浓度比(C_b/C 或 blood-plasma ration,B/P),即药物在全血和血浆中的浓度比值。全血-血浆浓度比可以通过体外实验获得:对已知全血浓度的样本进行离心,去除血细胞并获得血浆,再检测剩余血浆中的浓度并与已知的全血浓度进行比较。全血-血浆浓度比与血细胞比容(HCT)、药物与血浆蛋白和血细胞结合能力相关见式(3-7)。其中,HCT 是全血中红细胞所占的体积百分比,健康人一般为 0.44,意味着血

浆体积约占全血体积的一半(0.56)。完全不与血细胞结合的药物,全部分布于血浆中,此时全血和血浆中的药量相同。但是由于血浆的体积仅有全血的一半,血浆药物浓度达到全血药物的2倍,因此全血-血浆浓度比的下限约为0.5。反之,如果药物与血细胞结合能力较强时,全血-血浆浓度比可能会远高于1。

$$B/P = 1 + HCT \times (f_u \times K_{pBC} - 1) \qquad (3-7)$$

式中,K_{pBC}是血细胞中的药物浓度与血浆中游离药物浓度的比值。

如前所说,清除率与浓度的乘积等于消除速率,即单位时间内同一个体消除的药量恒定,与使用的基质(全血、血清、血浆)无关,也与使用什么参数计算无关。因此,如式(3-8)所示,消除速率既可以使用血浆($CL \times C$)来评估,又可以通过全血($CL_b \times C_b$)来计算,还可以通过游离药物浓度来计算($CL_u \times C_u$)。

$$消除速率 = CL \times C = CL_b \times C_b = CL_u \times C_u \qquad (3-8)$$

式中,CL_u为游离清除率(unbound clearance),也就是血浆中游离药物的清除率;C_u为游离药物浓度。游离的药物才能产生药效,因此C_u对于评估药效非常重要。

根据上述式,全血清除率CL_b就可以表示为

$$CL_b = CL \times \left(\frac{C}{C_b}\right) \qquad (3-9)$$

而游离清除率CL_u则可以表示为

$$CL_u = \frac{CL}{f_u} \qquad (3-10)$$

$$f_u = \frac{C_u}{C} \qquad (3-11)$$

例如,假设一个药物的清除率是1 L/min,且该药物主要经肝代谢消除,那么该药物为高抽提比药物。而如果血浆-全血浓度比(全血-血浆浓度比的倒数)为0.3,经计算可得,全血清除率仅为0.3 L/min,远低于肝的血流量(1.35 L/min)。在这种情况下,这个药物应该为低抽提比药物。

第二节　肝　消　除

　　肝是人体内最主要的代谢器官,肝消除是大部分药物的主要消除途径。本节我们将首先介绍肝的生理及解剖特征,讲解肝的消除过程,重点讲述肝清除率的计算方式及影响因素。

一、肝生理及解剖特征

　　肝是人体最主要的消除器官,既可以代谢药物,也可以通过胆汁排泄对药物进行消除。肝是高灌注器官,进入肝的血流量是下属两个血流量之和,包括胃肠的门静脉血流量(1.05 L/min)和肝动脉血流量(0.3 L/min)。而流出肝的血流量为肝静脉血流量(1.35 L/min)[8]。

　　肝的解剖功能单元为肝腺泡。肝腺泡中最丰富的细胞类型是肝细胞(hepatocyte),负责大部分药物的消除。另一类细胞是肝巨噬细胞,来自网状内皮系统,主要参与消除大分子蛋白药物。肝腺泡中的细胞可以分为三个区域(图 3－6)。区域 1 中的细胞最接近肝动脉和门静脉,是最早从血液中接触到药物和营养的区域。区域 3 中的细胞,富含 CYP450 酶和水解酶,距离门静脉和肝动脉血管最远,而距离中央静脉和胆小管最近。区域 2 的细胞在功能

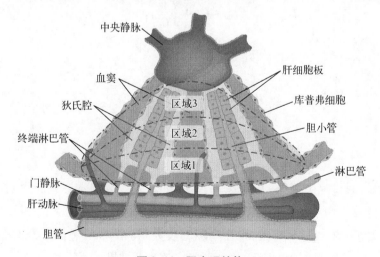

图 3－6　肝生理结构

上和形态特征上都介于区域1和区域3的细胞之间。肝的毛细血管称为肝血窦,由不连续的开孔内皮细胞层组成。开孔的直径大约 100 nm,允许肝血窦中的血浆和窦周隙(狄氏腔)的组织间液之间进行物质交换,甚至可以交换白蛋白等大分子,为肝细胞提供营养。

肝的生理作用包括滤过和储存血液,代谢内外源化合物,生成胆汁,储存维生素和铁,以及生成凝血因子。

二、肝消除过程

药物的清除率差异巨大,这种差异与药物本身的性质,包括游离药物分数,以及药物在细胞内的内在清除能力相关。疾病及锻炼会导致血流量和血浆蛋白水平改变,药物之间可以竞争性地结合血浆蛋白,改变相关药物的游离药物分数;细胞活性也会被疾病及其他药物所影响,从而影响代谢酶或转运体活性,以上因素都可能对药物的清除率造成影响。

如图 3-7 所示,主要有 7 个过程影响肝从血液中消除药物的能力:① 药物随着血液灌注进入肝;② 有些药物与血细胞结合或解离;③ 有些药物与血浆蛋白结合或解离;④ 游离药物可以经过渗透或者转运体转运进入肝细胞中;⑤ 游离药物在肝细胞内经代谢酶催化成代谢产物;⑥ 肝细胞内的游离药物可与组织蛋白结合或解离;⑦ 肝细胞内的游离药物经转运体分泌至胆汁。

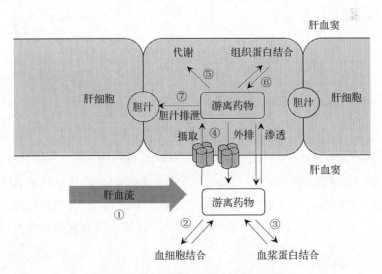

图 3-7　药物清除的环节及影响因素

三、肝清除率

(一) 内在清除率

尽管药物清除率是基于血浆或全血中的药物浓度观测值计算得到的,但是代谢消除实际上是药物作为一种或者多种代谢酶的底物在细胞内发生的。因此,通过血药浓度观测值获得的药物总体消除速率等同于所有细胞内的药物消除速率总和。一般情况下,只有游离的药物才可以被代谢酶催化或者被转运体转运,因此肝细胞内的药物消除速率取决于细胞内的游离药物浓度 $C_{u, H}$。因为清除率可以被简单地视为消除速率和浓度之间的比例系数,因此则有

$$药物消除速率 = CL \times C = CL_{u, int} \times C_{u, H} \tag{3-12}$$

式中, $CL_{u, int}$ 是指药物的内在清除率(intrinsic clearance),即肝细胞内在的对游离药物的清除能力。内在清除率存在的本质是因为药物是代谢酶或者消除转运体的底物,因而可以被转化成代谢产物或者排泄出机体之外。因此,内在代谢清除率可以理解为当所有肝细胞的所有酶可以充分与药物反应时肝的清除率,不受肝内药物灌注速率及游离药物分数的影响。内在代谢清除率($CL_{int, m}$)和排泄清除率($CL_{int, ex}$)之和为肝内在清除率。内在清除率可以通过体外肝细胞实验、肝微粒体实验或者重组酶实验计算。排泄清除率可以通过物质平衡实验结果计算。

$$CL_{int, H} = \sum CL_{int, m} + \sum CL_{int, ex} \tag{3-13}$$

(二) 混合良好模型

目前,已发展出多个描述肝消除的数学模型,其中应用最广泛的是混合良好模型(well-stirred model)[9]。混合良好模型假设药物在肝中可以瞬时达到均匀分布。混合良好模型假设药物在三个不同部位(血液、细胞间液及细胞内液)中均瞬时混合良好,药物的分布仅由被动扩散所驱动,不涉及药物的主动运输。在这种情况下,肝内各个部位浓度相等,且肝内游离药物浓度和血液相同。因此,

$$C_{u, cell} = C_{u, out} \tag{3-14}$$

式中，$C_{u,cell}$ 和 $C_{u,out}$ 分别表示细胞中和流出肝的血液中的游离药物浓度。

由前面抽提比（ER）定义，可得

$$ER = \frac{(C_{b,in} - C_{b,out})}{C_{b,in}} = \frac{Q_H \times (C_{b,in} - C_{b,out})}{Q_H \times C_{b,in}} \qquad (3-15)$$

式中，$C_{b,in}$ 和 $C_{b,out}$ 分别表示流入和流出肝的血液中的药物浓度；Q_H 为肝血流量。

根据式（3-14）可得

$$Q_H \times (C_{b,in} - C_{b,out}) = C_{u,cell} \times CL_{u,int} = C_{u,out} \times CL_{u,int} = f_{u,b} \times C_{b,out} \times CL_{u,int} \qquad (3-16)$$

式中，$CL_{u,int}$ 为游离药物的内在清除率；$f_{u,b}$ 为全血游离药物分数。

$$Q_H \times C_{b,in} = Q_H \times C_{b,out} + f_{u,b} \times C_{b,out} \times CL_{u,int} \qquad (3-17)$$

因此，

$$ER = \frac{(C_{b,in} - C_{b,out})}{C_{b,in}} = \frac{Q_H \times (C_{b,in} - C_{b,out})}{Q_H \times C_{b,in}} = \frac{f_{u,b} \times C_{b,out} \times CL_{u,int}}{Q_H \times C_{b,out} + f_{u,b} \times C_{b,out} \times CL_{u,int}} \qquad (3-18)$$

进行约分之后可得

$$ER = \frac{f_{u,b} \times CL_{u,int}}{Q_H + f_{u,b} \times CL_{u,int}} \qquad (3-19)$$

$$CL_{b,H} = Q_H \times E = Q_H \times \frac{f_{u,b} \times CL_{u,int}}{Q_H + f_{u,b} \times CL_{u,int}} \qquad (3-20)$$

接下来，我们将使用式（3-19）量化全血游离药物分数、内在清除率及肝血流量对不同抽提比药物的肝清除率的影响。

（三）不同抽提比药物肝清除率的影响因素

对于一个特定的药物来说，可以根据药物的哺乳类动物静脉给药数据计算清除率和抽提比，如果两个哺乳类物种的抽提比相似，则可以在人体清除特征与两个哺乳类动物相似的假设下，估计人体抽提比。

对于低抽提比药物（$ER_H < 0.3$）来说，肝清除率较低，肝细胞对于细胞内

游离药物的清除能力比较弱，$f_{u,b} \times CL_{int}$ 远小于 Q_H，$Q_H + f_{u,b} \times CL_{int}$ 可以近似等于 Q_H，$Q_H \times \left(\dfrac{f_{u,b} \times CL_{int}}{Q_H + f_{u,b} \times CL_{int}} \right)$ 可以近似为 $f_{u,b} \times CL_{int}$。因此，低抽提比药物消除主要受游离药物分数和内在清除率的影响，而受肝血流量的影响不显著。此时，特定的病理状态导致的血浆白蛋白水平变化，药物竞争性结合引起的血浆蛋白结合率变化，最终影响游离药物分数的情况下，或基因型、病理状态及药物-药物相互作用引起的代谢酶丰度及功能的变化，最终影响内在清除率的情况下，都会显著改变药物的肝清除率。

反之，对于高抽提比药物（$ER_H > 0.7$）来说，肝清除率较高，肝细胞对于细胞内游离药物的清除能力比较强，$f_{u,b} \times CL_{int}$ 远大于 Q_H，$Q_H + f_{u,b} \times CL_{int}$ 可以近似为 $f_{u,b} \times CL_{int}$，$Q_H \times \left(\dfrac{f_{u,b} \times CL_{int}}{Q_H + f_{u,b} \times CL_{int}} \right)$ 可以近似为 Q_H。因此，高抽提比药物消除主要受血液灌注的显著影响，而受内在清除率和游离药物分数的影响不显著（图 3-8）。

对于中等抽提比的药物（$0.3 \leqslant ER_H \leqslant 0.7$）来说，则同时受到内在清除率、血浆蛋白结合率和肝血流量的影响。每种因素的定量变化对于抽提比和肝清除率的影响需要用混合良好模型或其他模型进行综合评估。

彩图 3-8

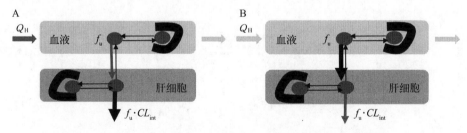

图 3-8 高抽提比（A）和低抽提比（B）药物清除的限速步骤

球形表示药物，线条表示血细胞或血浆蛋白。对于高抽提比药物来说，游离药物进入肝细胞的能力（红色细箭头）弱于肝细胞对游离药物的内在清除能力（黑色粗箭头），前者为限速步骤；反之，对于低抽提比药物来说，游离药物进入肝细胞的能力（黑色粗箭头）强于肝细胞对游离药物的内在清除能力（红色细箭头），后者为限速步骤

（四）游离药物分数对肝清除率的影响

通过前面的公式，可以发现对于高抽提比药物来说，肝可以有效清除血液内的药物，与这些药物和血细胞及血浆蛋白的结合能力相关性不强。因此，药

物消除速率取决于血浆中的总药物浓度。

　　图 3‑9 中显示了不同抽提比的药物 f_u 和 ER 的相关性,对高抽提比药物 A 来说, f_u 的变化对 ER 的影响很小,对低抽提比药物 C 来说, ER 随着 f_u 线性变化。对于中等抽提比药物 B 来说, ER 随 f_u 的变化相对复杂,随着 f_u 升高, ER 从 0 呈曲线上升到趋近于 1。在实际情况中,白蛋白结合药物的 f_u 变化一般不超过 3 倍,在此范围内, ER 和 f_u 之间的关系是相对确定的。

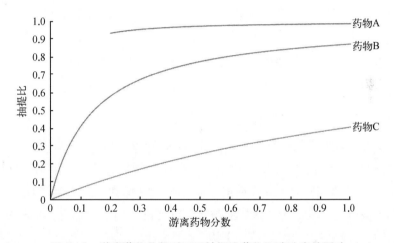

图 3‑9　游离药物分数对不同抽提比药物肝清除率的影响

（五）肝细胞活性对肝清除率的影响

　　肝细胞活性受体重、年龄、疾病、基因多态性等内部因素,药物(代谢酶和转运体的抑制剂及诱导剂)、食物及吸烟等外部因素的影响。肝细胞活性会影响肝内在清除率,从而可能显著影响消除速度和程度。图 3‑10 表现了对于一个 f_u 为 1 的药物来说,肝细胞活性变化(以内在清除率衡量)对抽提比和清除率的影响。当抽提比很低时,由于内在活性的限制,内在清除率的变化(如被其他药物的诱导或者抑制时)可显著引起抽提比和清除率的变化。相反,当消除活性非常高时,抽提比趋近于 1,而清除率趋近于肝血流量。此时,抽提比和肝清除率对于肝细胞清除活性的变化就不再敏感。对于中等抽提比的药物来说,会同时受到上述因素的影响,但是敏感程度低于低抽提比药物和高抽提比药物对各自限速因素的敏感程度。

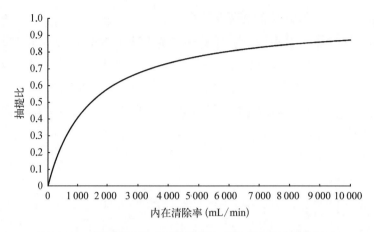

图 3–10　肝细胞活性对不同抽提比药物内在清除率的影响

（六）血液灌注对肝清除率的影响

当药物随着血液流经肝时,需先从血细胞中分离出来,与血浆蛋白解离,穿过肝细胞膜,最后被酶代谢或者通过转运体分泌至胆汁中。漏槽条件(sink condition)是指药物所处释放介质的浓度远小于其饱和浓度,生理学解释为药物在体内被迅速吸收。为了保持漏槽条件以促进药物不断地进入细胞并进行消除,药物必须具有非常高的肝细胞渗透性,同时也需要在肝细胞内高效消除。在这种情况下,全血清除率接近最大值,也就是肝血流量,血流灌注成为消除过程中的限速步骤,而其他过程的速度不再有显著影响,清除率对血浆蛋白结合或肝细胞消除活性不敏感。对于一个固定的系统浓度来说,血流量的变化会引起消除速率的变化,而抽提比保持不变。

相反,低抽提比药物的消除过程中,血液灌注速率并非限速步骤。低抽提比可能是由于药物是弱代谢底物时,代谢速率较慢,也可能由于游离药物分数太低,无法高效地穿过细胞膜而进入细胞。对于以上两种情况,代谢酶的催化速率或游离药物分数是药物消除过程中的限速步骤。无论何种限速原因,均导致药物被清除器官清除的能力下降,药物进入和离开肝的血药浓度几乎相同,而血流量的变化几乎不会对器官内药物的浓度、消除速率或清除率产生影响。

四、渗透限速性消除

药物肝消除的过程如图 3–11 所示,包括药物从血液进入肝、从肝进入肝细胞及在肝细胞内三个过程。在前面的第二小节中,假设药物很容易进入肝细胞,因此仅讨论了血液灌注和内在清除率的影响。对于亲脂性的小分子药物来说这一假设一般成立。但是对于亲水性分子,或者分子量较大(分子量大于600)的药物来说,其穿透细胞膜的能力很弱,导致其难以进入细胞,这一假设并不成立。基底侧或窦状小管的细胞膜位于

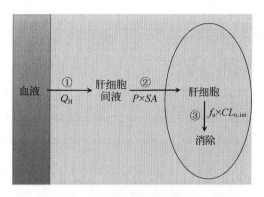

图3-11 非渗透限速(第②步快)及渗透限速(第②步显著慢于其他两步)药物的肝消除过程

肝细胞和血液之间,其表面积(surface area, SA)与药物的渗透性(permeability, P)的乘积即为药物的通透性($P \times SA$)(本书第四章会详细讲解)。在消除器官药物渗透性限速的情况下,药物的清除率如式(3-21)和式(3-22)所示。对于高亲脂性的小分子药物来说,如双氯芬酸和地西泮,$P_{in} \times SA$ 和 $P_{out} \times SA$ 远大于 CL_{int},此时细胞内和细胞间液游离药物浓度的比值 $\rho \approx 1$。这类药物的消除不受渗透性影响。而对于偏亲水性的药物来说,如头孢地嗪和依那普利拉,$P_{in} \times SA$ 和 $P_{out} \times SA$ 远小于 CL_{int},$\rho = \dfrac{P_{in} \times SA}{CL_{int}}$ 此时肝细胞的清除率需要被渗透性所矫正。对于部分药物,如普伐他汀、瑞舒伐他汀和缬沙坦,渗透性非常低,以至于限制了药物的肝消除速率。因此,这类药物的抽提比和肝整体清除率非常低。在这种情况下,决定清除率的是基底侧膜的渗透性,而非代谢酶活性或者胆汁分泌能力。

$$CL_{b,H} = Q_H \times \frac{f_{u,b} \times \rho \times CL_{u,int}}{Q_H + f_{u,b} \times \rho \times CL_{u,int}} \qquad (3-21)$$

其中,

$$\rho = \frac{C_{u,cell}}{C_{u,interstitial}} = \frac{P_{in} \times SA}{P_{out} \times SA + CL_{int}} \qquad (3-22)$$

式中,$C_{u,interstitial}$ 为细胞间液中的游离药物浓度;P_{in} 和 P_{out} 分别为药物进入和流出细胞的渗透性。

五、肝转运体

除渗透性外,另一个影响药物进入细胞和消除的重要因素是转运体。肝转运体分布于基底侧(肝细胞和血液之间)和顶侧(肝细胞和胆管之间)。很多药物是一个或者多个肝转运体的底物。因此,转运体功能的变化可能改变药物进入细胞的能力,进而显著影响药物的肝清除率。在基底侧和血管侧都有相应的转运体存在(图 3 - 12)。一般来说,如果药物在基底侧膜的渗透性较高,不会显著限制药物进入细胞,此时清除率的主要限制因素是细胞内代谢酶或者顶侧转运体的活性。在少数情况下,如在疾病、基因型、药物-药物相互作用或者一些内源性分子的作用下,基底侧转运体的活性改变,成为清除率的限速步骤,从而显

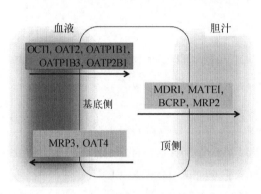

图 3 - 12　肝基底侧和顶侧转运体分布[10]

著影响肝代谢和胆汁分泌的清除率。但由于细胞内代谢酶和顶侧转运体的活性没有变化,肝代谢和胆汁分泌对肝清除率的贡献比保持不变。

基底侧的摄取转运体可以将药物从血液中摄取到肝细胞中,包括OATP1B1、OATP1B3、OATP2B1、OAT2 和 OCT1 等,而外排转运体可以将药物从肝细胞中外排至血液中,包括 MRP3、MRP4 等。而顶侧转运体为外排转运体,如 MRP1、MATE1、BCRP 及 MRP2 等。

六、胆汁排泄与肝肠循环

小分子药物可以通过胆汁进行排泄,而大分子药物则不容易进入胆汁。胆囊中的药物可以通过胆总管进入小肠。在小肠中,药物可能进行重吸收,再次经门静脉进入肝,进入血液循环或者经胆汁排泄,形成肝肠循环(enterohepatic circulation)(图 3 - 13)。药物也可能在肝中发生代谢,如进行葡萄糖醛酸化,然后经过胆汁分泌进入小肠。小肠肠道菌群的 β -葡萄糖醛酸糖苷酶可以水解葡萄糖醛酸化代谢产物,去除葡萄糖醛酸基团,重新生成药物,再次经小肠吸收。因此,肝肠循环可以直接(以原型药物的形式)或者间接(以代谢产物

的形式)对药物进行循环。胆汁中不能被重吸收的药物或者代谢产物,在排入肠后,最终经粪便从体内排出。

胆汁清除率(CL_{bile})由式(3-23)进行计算。

$$CL_{bile} = \frac{Q_{bile} \times C_{bile}}{C} \qquad (3-23)$$

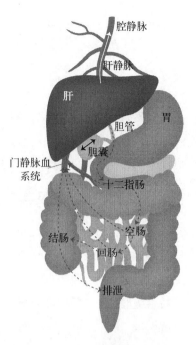

图3-13　肝肠循环示意图

式中,Q_{bile}为胆汁的流量;C_{bile}为胆汁中的药物浓度。肝中胆汁的产生速率稳定在0.5~0.8 mL/min。因此,胆汁中药物浓度低于或等同于血浆浓度时,胆汁清除率非常低,反之,如果药物在胆汁中的浓度非常高,则会产生相对较高的胆汁清除率。如果一个药物是一个或者多个顶侧外排转运体的底物,胆汁和血浆中的药物浓度比值可高达1 000,此时胆汁清除率可能高达500 mL/min,甚至更高。

胆汁的产生并非经过滤过,而是经过胆汁酸及其他溶质的主动分泌形成,平均pH为7.4。胆汁对药物的转运,也可能达到饱和或者被竞争性抑制,这点与肾的主动分泌类似。

具有高胆汁清除率的药物一般具有以下特征:首先,该药物必须是外排转运体的底物,可以被主动分泌;其次,由于胆管是一种多孔性的疏水管道,分子量较小的分子或者亲脂性的分子容易在胆管中被重吸收。因此,分子量对于药物的胆汁排泄有显著影响,且可以按阈值进行区分。研究表明,人体中高胆汁排泄率(>10%经胆汁排泄)有机阴离子的分子量阈值为475,而大鼠、豚鼠和兔的阈值分别为325~400、400±50、475±50[11, 12],在阈值以下容易被相应物种经胆汁排泄。而有机阳离子的分子量阈值尚不明确。另外,药物的亲脂性与胆汁排泄的相关性也不明确。基于以上因素,研究者只能大致判断一个药物是否可能具有较高的胆汁清除率。例如,葡萄糖醛酸化的代谢产物,一般分子量超过350,亲水性较强,且在胆汁的pH下处于离子化状态,不利于被胆管重吸收,因此可能广泛经由胆汁排泄。

第三节　肾　消　除

肾是仅次于肝的消除器官,也是人体主要的排泄器官,对于部分药物的消除起着关键作用。在本节中,我们将介绍肾的生理及解剖特征、消除机制、肾清除率的计算方法及其影响因素。

一、肾生理解剖特征及其主要功能

肾结构和功能的基本单位为肾单位(图 3-14),其基本组成部分主要包括肾小球和肾小管,肾小管由近曲小管、髓袢、远曲小管和集合管组成。肾小球每分钟大约可滤过 120 mL 血液。当滤过液流经肾小管时,其中的大部分水会被重吸收,只有少量水分会以尿液的形式排出(1~2 mL/min)。

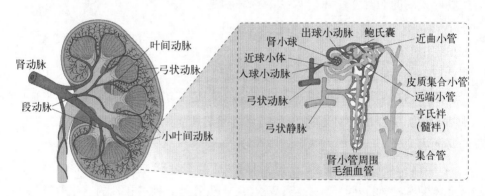

图 3-14　肾生理结构图

肾的主要生理功能包括: ① 排泄代谢废物和外来物质;② 调节水/电解质平衡;③ 调节体液渗透压和电解质浓度;④ 调节动脉压力;⑤ 调节酸碱平衡;⑥ 分泌、代谢和排泄激素;⑦ 糖质新生,肾可以从乳酸、甘油及谷氨酰胺产生葡萄糖,空腹时肾大约承担 50%的糖异生作用,通过胰岛素、儿茶酚胺及其他激素的作用来实现肾中葡萄糖的调节[13]。

二、肾消除过程

药物经肾排泄可能涉及肾小球滤过、主动分泌和肾小管重吸收三个过程,具体贡献大小因药而异。前两个过程可以使药物从血液中进入肾小管,第三个过程会促使药物重新回到血液中,如图 3－15 所示。

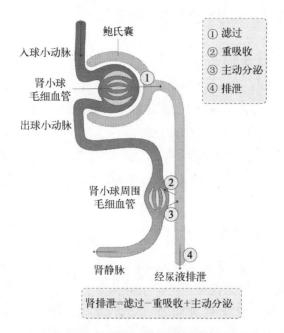

图 3－15　肾排泄的三个环节示意图

药物通过肾动脉进入肾,部分经过外叶深静脉离开,部分经过尿液离开。药物经过肾小球滤过和肾小球主动分泌(药物进入肾小管管腔附近心端部分的过程)及肾小管重吸收(药物从肾小管管腔和集合管经重吸收返回至血液中的过程)三个过程后,以尿液的形式排泄出去

（一）肾清除率

药物在肾的排泄速率(rate of excretion)可以表示为

$$排泄速率 = (1 - F_R) \times (滤过速率 + 分泌速率) \qquad (3-24)$$

式中, F_R 为重吸收比例分数(fraction of reabsorption)。那么,肾清除率(renal clearance rate, CL_R)可以表示为

$$CL_R = \frac{排泄速率}{血浆药物浓度} = (1 - F_R) \times \left(\frac{滤过速率}{血浆药物浓度} + \frac{分泌速率}{血浆药物浓度} \right)$$

$$= (1 - F_R) \times (CL_F + CL_{RS}) \qquad (3-25)$$

式中，CL_F 和 CL_{RS} 分别表示滤过清除率(clearance of filtration)和分泌清除率(clearance of renal secretion)。

接下来，本文将对肾清除的 3 个主要过程进行详细阐释。

(二) 肾小球滤过

心输出量的 20%~25%(1.1~1.2 L/min)会流入肾。其中，大约 10%会在肾小球进行滤过。一般而言，只有游离药物可以被滤过，而与血浆蛋白结合的药物体积较大，无法通过肾小球内的小孔。

假设一名成年男性的年龄为 20 岁、体重为 70 kg，其肾小球滤过率(glomerular filtration rate, GFR)大约为 120 mL/min。那么，药物的滤过速率可以表示为

$$滤过速率 = GFR \times C_{u,b} = f_{u,b} \times GFR \times C_b \qquad (3-26)$$

式中，$C_{u,b}$ 为全血游离药物浓度(unbound concentration)；$f_{u,b}$ 为全血游离药物分数；C_b 表示全血药物总浓度。

若药物只存在滤过过程，并且所有滤过的药物均排泄至尿液中，那么尿药排泄速率即为药物的滤过速率，其肾清除率也就是滤过清除率(CL_F)，可以用式(3-27)表示

$$CL_R = CL_F = \frac{尿药排泄速率}{C_b} = \frac{f_{u,b} \times GFR \times C_b}{C_b} = f_{u,b} \times GFR \qquad (3-27)$$

若药物在血液中全部处于游离状态，即 $f_{u,b} = 1$，则 $CL_R = GFR$，此时肾抽提比(ER_R)为

$$ER_R = \frac{GFR}{Q_R} = \frac{120 \text{ mL/min}}{1\ 100 \text{ mL/min}} = 0.11 \qquad (3-28)$$

式中，Q_R 为肾血流量，生理条件下一般为 1 100 mL/min。

(三) 主动分泌

如前所述，肾小球滤过一直存在，但仅通过滤过作用的药物在肾的抽提比是较低的，特别是那些血浆蛋白结合率较高的药物。除了肾小球滤过之外，有些药物还涉及主动分泌过程。主动分泌是指药物从血液侧到肾单位腔内逆浓

度梯度的主动转运,可以促进
内源性代谢产物或外源性药物
的摄取。主动分泌主要发生在
近曲小管的基底侧(血液与肾
小管细胞之间)和顶侧(肾小管
细胞与尿液之间),由转运体介
导,包括摄取和外排过程。如
图 3 – 16 所示,基底侧摄取转
运体主要包括 OAT1、OAT3、
OCT2、OATP4C1 等,顶侧外排
转运体主要包括 MDR1、MATE1、

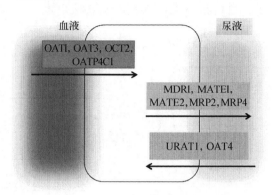

图 3 – 16　肾转运体示意图[10]

MATE2、MRP2 和 MRP4 等。当排泄速率($CL_R \times C$)高于滤过速率($f_u \times GFR \times C$),
即 $CL_R > f_u \times GFR$ 时,说明该药物的肾消除能力超过了肾滤过的上限,即存在
主动分泌的作用。当不同的药物通过相同的转运体进行转运时,这些药物之
间可能存在竞争,进而影响药物的肾清除率。

(四)肾小管重吸收

肾小管重吸收是将溶质及水从肾小管中吸收至肾小管外,重新进入血液循
环的过程。许多内源性物质都会被重吸收,如维生素、电解质、葡萄糖和氨基酸
等,均为逆浓度梯度的主动重吸收。外源性药物也可以发生重吸收。如果药物的
肾清除率小于肾滤过率(即 $CL_R < f_u \times GFR$),则说明该药物存在重吸收过程。

外源性药物的重吸收过程主要为顺浓度梯度的被动扩散,其程度主要取决于
其理化性质,包括电离状态和脂溶性。在第二章中我们已经了解到,由于细胞表面
存在磷脂双分子层,脂溶性分子和非离子型药物较易被重吸收,而亲水性分子和离
子型药物则不易被重吸收。同时,重吸收程度还取决于尿量和尿 pH 等生理因素。

药物重吸收可以发生在整个肾单位内,与水分的重吸收密切相关。通过
肾小球滤过的水中,80%~90%在近曲小管被重吸收,其余水分在远曲小管和
集合管被重吸收。最终,有99%的水被重吸收,因此,正常情况下,由于水分被
充分重吸收,尿量一般仅有 1~2 mL/min。此外,水被重吸收会导致内源性或
外源性分子在尿液中浓缩。如果药物既不存在重吸收也不存在主动分泌,当
99%的水分被重吸收时,尿液中的药物浓度约为血中游离药物浓度的 100 倍。

三、肾排泄主要参数及其影响因素

前面已经讲述了肾排泄的三个环节,对应的肾排泄三个主要参数,包括 GFR、肾主动分泌清除率(clearance of renal secretion,CL_{RS})和肾重吸收分数(F_R)。

(一) GFR 及其评价方法

GFR 描述了通过肾过滤液体的流速。计算公式如下

$$GFR = \frac{尿药浓度 \times 尿流量}{血浆药物浓度} \tag{3-29}$$

$$CL_F = f_u \times GFR \tag{3-30}$$

GFR 可以通过符合完全滤过、不存在被动重吸收和主动分泌这三个条件的物质进行测定,其中包括[14]:

(1)菊粉(inulin,分子质量为 5 200 Da):是估算 GFR 的金标准,但为外源性物质,临床使用便捷程度较差。

(2)肌酐(creatinine):内源性物质,由肌肉产生,临床上最为常用。但是肌酐存在约 10% 的主动分泌,对于健康人可以比较准确地评估,但对于肾功能不全患者,则可能存在一定误差。

(3)锝-99m-二乙撑三胺五乙酸(^{99m}Tc-DTPA):外源性物质,具有放射性,是评价肾功能不全患者的金标准之一。

(4)碘酞酸盐(iothalamate):外源性物质,无放射性。

鉴于内源性标志物的易用性和不足,目前研究者还开发出半胱氨酸蛋白酶抑制剂 C(cystatin C,即胱抑素 C)等更多的 GFR 预测标志物,以期在某些特定场景下获得 GFR 的准确估计。不同估算方法的准确性和可行性详见表 3-2[14]。

表 3-2　不同方法评价 GFR 比较

方 法	准 确 性	可 行 性
菊粉检测法	++++	+
造影剂检测法	+++	++
计算肌酐清除率	++	+++
测定血清肌酐浓度	+	++++

注:+代表准确性或可行性的评价,+越多,说明准确性或可行性越高。

一般来说,可以通过测定 24 h 尿液中肌酐的浓度计算得到 GFR(measured GFR, $mGFR$),但这种方法的临床便捷度不足。因此,已发展了多种基于单点测量的血清肌酐浓度估算 GFR(estimated GFR, $eGFR$)或肌酐清除率($eCrCl$)的方法,通常基于血清肌酐对肾功能进行评价,详见表 3 - 3。

表 3 - 3 $eGFR$ 或 $eCrCl$ 估算方法

人群	名称	计算公式
成年人	科克罗夫特-高特(Cockroft - Gault)方程	$eCrCl[\,mL/min\,] = [\,140-年龄(岁)\,] \times [\,体重(kg)/72\times Scr\,] \times (0.85, 如为女性)$
	肾病膳食改善研究方程 (MDRD)(非同位素稀释质谱分析法)	$eGFR[\,mL/(min \cdot 1.73\ m^2)\,] = 186 \times (Scr)^{-1.154} \times [\,年龄(岁)\,]^{-0.203} \times (0.742, 如为女性) \times (1.212, 如为非裔美国人)$
	MDRD(同位素稀释质谱分析法)	$eGFR[\,mL/(min \cdot 1.73\ m^2)\,] = 175 \times (Scr)^{-1.154} \times [\,年龄(岁)\,]^{-0.203} \times (0.742, 如为女性) \times (1.212, 如为非裔美国人)$
	慢性肾病流行病学协作 (CKD - EPI)方程(同位素稀释质谱分析法)	$eGFR[\,mL/(min \cdot 1.73\ m^2)\,] = 141 \times min\ (Scr/\kappa, 1)^{\alpha} \times max(Scr/\kappa, 1)^{-1.209} \times 0.993^{年龄} \times (1.018, 如为女性) \times (1.159, 如为非裔美国人)$ 女性 κ 为 0.7,男性 κ 为 0.9,女性 α 为-0.329,男性 α 为-0.411,min 表示 Scr/κ 最小值或 1,max 表示 Scr/κ 最大值或 1]
儿童	修正施瓦兹(modified Schwartz)方程	$eGFR[\,mL/(min \cdot 1.73\ m^2)\,] = [\,0.413\times身高(cm)\,]/(Scr)$
老年人	柏林倡议研究 2 方程(BIS2)	$eGFR[\,mL/(min \cdot 1.73\ m^2)\,] = 3\ 736 \times Scr^{-0.87} \times 年龄^{-0.95} \times 0.82$ (如果为女性)

注: Scr 表示血清肌酐水平(mg/dL)。

$eGFR$ 比较容易估算,是评估肾功能主要手段之一,慢性肾功能不全可以通过 $eGFR$ 进行评级(表 3 - 4)。

表 3 - 4 慢性肾功能不全的分级[15]

级别	定义	$eGFR[\,mL/(min \cdot 1.73m^2)\,]$
1	肾功能正常	≥90
2	肾功能轻度不全	60~89
3	肾功能中度不全	30~59
4	肾功能重度不全	15~29
5	终末期肾病(end stage renal disease, ESRD)	<15 但不需要透析 需要透析

(二) 肾重吸收及影响因素

前文提到,重吸收的程度取决于药物的理化性质,如脂溶性和电离状态。脂溶性分子容易被重吸收,而亲水性分子则反之。除此之外,还取决于生理学因素,如尿量和尿液 pH。

1. 尿量和蛋白结合率

如果药物大部分能够被重吸收,那么尿量对肾清除率具有较大的影响。因为只有游离药物可以通过肾小管管腔膜,所以当尿液中药物浓度与血浆中游离药物浓度相等时,可以达到平衡态。

由于 $CL_R = \dfrac{\text{尿量} \times \text{尿液药物浓度}}{\text{血浆药物浓度}}$,在不考虑分泌的情况下,尿液药物浓度与血浆游离药物浓度相同,且 $C_u = f_u \times C$,因此

$$CL_R = f_u \times \text{尿量} \qquad\qquad (3-31)$$

在这种情况下,肾清除率(CL_R)与游离药物分数(f_u)和尿量相关。游离药物分数和尿量越大,肾清除率越大。如果药物具有较高的血浆蛋白结合率,其肾清除率将会很低。在尿量相对稳定时,肾清除率与游离药物分数呈正比关系。如果药物的肾清除率(CL_R)小于预期的滤过清除率($f_u \times GFR$),则一定有重吸收过程存在。

2. 尿液 pH

对于弱酸和弱碱化合物来说,尿液 pH 是影响其重吸收的一个重要因素。尿液 pH 会受到饮食、药物和病理因素的影响,并且存在昼夜波动。呼吸性酸中毒和代谢性酸中毒可以引起尿液酸化,而呼吸性碱中毒和代谢性碱中毒可以引起尿液碱化。

对于弱酸性化合物来说,pH 越高其解离程度越大,因此尿液 pH 越大,酸性化合物的重吸收就越少,肾清除率越大(表 3-5)。此外,pK_a 也会影响酸性药物重吸收。

表 3-5　在不同尿液 pH 下,酸性和碱性药物处于非离子态的百分比[16]

药　物	性　质	pK_a	尿液 pH		
			4.4	6.4	7.9
A	酸性	2.4	1.0	0.01	0.000 3
B	酸性	6.4	99	50	3

续　表

药　物	性　质	pK_a	尿液 pH		
			4.4	6.4	7.9
C	酸性	10.4	100	100	99.7
D	碱性	2.4	99	100	100
E	碱性	6.4	1.0	50	97
F	碱性	10.4	0.000 1	0.01	0.3

以口服方式给予甲基苯丙胺 11 mg。在尿液 pH 没有调整的情况下,即 pH 为 6.3 时,给药后 16 h,大约有 16% 的原型药物经尿液排出。当尿液持续在碱性条件下时,仅有 1%~2% 的原型药物经尿液排出(图 3 - 17)。当尿液持续在酸性条件下时,经尿液排出的原型药物可达 70%~80%[16]。

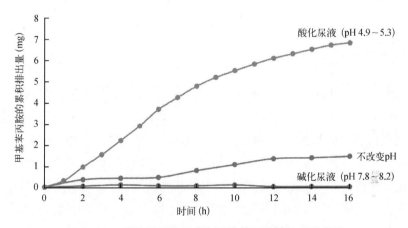

图 3 - 17　酸性及碱性尿液中甲基苯丙胺的累积排出量

(三) 肾主动分泌及其影响因素

肾主动分泌的结构模型可由图 3 - 18 所示。

肾主动分泌清除率(CL_{RS})的计算公式推导如下[17]。

采用 Michaelis-Menten 方程,肾主动分泌动力学特征可以用下列式表述

$$\frac{dA}{dt} = \frac{V_{max} \times C_p}{K_m + C_p} \quad (3-32)$$

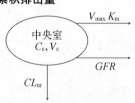

图 3 - 18　肾主动分泌结构模型示意图[17]

C_c 代表中央室的药物浓度;V_c 代表药物在中央室的表观分布容积;CL_{nr} 代表非肾清除率,GFR 代表肾小球滤过过程,使用 Michaelis-Menten 方程表示肾主动分泌的动力学过程

式中, V_{max} 为最大转运速度; K_m 为米氏常数; C_P 为血浆药物浓度。

当药物浓度较低时,式(3-32)可简化为

$$\frac{\mathrm{d}A}{\mathrm{d}t} = \frac{V_{max} \times C_p}{K_m} \tag{3-33}$$

当药物浓度较高时,式(3-33)可简化为

$$\frac{\mathrm{d}A}{\mathrm{d}t} = V_{max} \tag{3-34}$$

内在肾小管分泌游离清除率 $\left(CL_{u,int} = \dfrac{T_{max}}{K_m} \right)$

$$CL_{RS} = \frac{Q_R \times f_{u,b} \times CL_{u,int}}{Q_R + f_{u,b} \times CL_{u,int}} \tag{3-35}$$

四、尿药排泄速率动力学

尿药药动学参数可以反映有多少药物通过肾排出。尿液中药物的药动学参数可以通过尿液中消除的药物量与血浆中药物浓度来计算。通过肾排泄的药物会在膀胱中持续累积,并随尿液排出体外。因此,尿液中药物浓度随时间的变化而变化,需要测定一段时间内尿液中的药物含量,而不是单一时间点样本中的药物浓度。为了准确计算尿样中的药物含量,需要在给药后一段时间内收集所有尿液。采集时间间隔通常为 4~24 h,可以根据半衰期的长短进行设定,以准确地获取药物经尿液排泄消除的完整特征。给药刚结束后可以选择较短的时间间隔(此时药物浓度一般较高),当大部分药物已经消除后可以选择较长的时间间隔。对于每个时间间隔,需要收集以下信息:① 尿液收集的体积,可以直接测量,也可以用尿液质量及尿液的平均密度(1.01 g/mL)进行计算;② 每个采集时间间隔内的尿药浓度,当尿液体积确定时,仅需要少量体积的尿量用以测定药物浓度;③ 每个时间间隔的开始时间和终止时间,每个时间间隔的药量可以用下列公式进行计算

$$药量 = 尿药浓度 \times 体积 \tag{3-36}$$

然后将每个时间间隔的药物排泄累积量与时间间隔的中位数绘图,从直线的截距可以求得排泄速度常数 k。

五、肾代谢酶

除了肝,肾也可以发生代谢,但对药物清除率的贡献通常较小。例如,肾可以通过 CYP27B1 激活催化 25 -羟基维生素 D 为 1,25 -二羟基维生素 D_3,随后通过 CYP24A1 使其失活[18];环孢素在肾中可以通过 CYP3A 酶进行代谢来降低其肾毒性[19, 20]。根据已有文献报道,在人肾中表达的 I 相代谢酶有 CYP2B6、CYP3A5、CYP4A11、CYP4F2、CYP4F8、CYP4F11 和 CYP4F12[21-24],II 相代谢酶主要有 UGT1A9(占比约 80%)、UGT1A6 和 UGT2B7[25]。表 3 - 6 列举了肾中可能的代谢酶,以及其在肾中的分布和相应的底物。

表 3 - 6　肾代谢酶分布及代表性底物药物

代谢酶类型	代　谢　酶	肾分布	底物药物/毒素
I 相代谢酶	CYP450 酶	皮质	80%的药物代谢
	单胺氧化酶	皮质	儿茶酚胺
	黄素单氧化酶	皮质	广泛的碱性药物底物,如他莫昔芬、尼古丁、氯丙嗪
	乙醇/乙醛脱氢酶	皮质和髓质	乙醇、甲醇
	环氧化物水解酶	皮质	二十碳五烯酸
	类固醇 21 羟化酶(CYP21A2)	皮质和髓质	外源性和内源性类固醇
	前列腺素合成酶	髓质	前列腺素、吲哚美辛
II 相代谢酶	N -乙酰转移酶	皮质和髓质	异烟肼、肼屈嗪
	谷胱甘肽硫转移酶	皮质和髓质	苯丁酸氮芥
	硫醇硫甲基转移酶	未确定	卡托普利
	磺基转移酶	未确定	对乙酰氨基酚、米诺地尔

第四节　消除动力学及其影响因素

在本节中,我们将学习消除动力学及其影响因素,包括消除动力学特征、参数的分类和计算,以及影响因素。

一、药动学参数

主要药动学参数(primary pharmacokinetic parameters)是指直接受生理因素影响的动力学参数,包括清除率和表观分布容积;二级药物动力学参数(secondary pharmacokinetic parameters)则主要由主要药动学参数计算获得,如消除半衰期、消除速率常数、原型药物的排泄分数和 AUC 等。主要药动学参数和二级药动学参数分类详见表 3-7。

表 3-7 主要药动学参数和二级药动学参数

药动学参数	公 式
主 要	
清除率(CL)	$Q_H \times f_{u,p} \times CL_{int} / (Q_H + f_{u,p} \times CL_{int})$
表观分布容积(V)	$V_p + \sum V_{TW} \times \dfrac{f_{u,p}}{f_{u,TW}}$
二 级	
消除半衰期($t_{1/2}$)	0.693×表观分布容积/清除率
消除速率常数(k)	清除率/表观分布容积
曲线下面积(AUC)	剂量/清除率
峰浓度(C_{max})	剂量/表观分布容积
原型化合物排泄分数	肾清除率/总体清除率

注: V_{TW},药物在血浆外的表观分布容积; $f_{u,TW}$,药物在血浆外的游离分数。

二、消除动力学特征及其影响因素

1. 血流量的改变

按照灌注限速理论,对高抽提比的药物,器官血流量的改变可以影响清除率。

2. 肾主动分泌的改变

药物可经肾小管基底侧的摄取转运体或顶侧的外排转运体分泌至肾小管内,从而促进药物排泄。当合并使用摄取转运体或外排转运体的抑制剂时,会降低转运体对其底物的分泌作用,使肾清除率降低。

3. 血浆蛋白结合率的改变

对于低抽提比药物,严重肾损伤可能会引起某些药物血浆蛋白结合率的下降,使游离药物分数(f_u)上升,总清除率会随着游离药物分数的升高而升高($f_u \times CL_{int}$)。但由于清除率的升高与游离药物分数升高一致,内在的代谢清除率事实上未改变。对于高抽提比药物,如普萘洛尔,其清除率和血浆蛋白结合率无关,分布容积和半衰期均随游离药物分数的升高而升高。由于清除率不变,且 $CL = f_u \times CL_u$,所以随着游离药物分数的升高,游离药物的清除率(CL_u)出现相应下降,直接表现为游离药物 AUC 增加。因此,游离药物分数上升提高了游离药物的浓度,相应给药方案下的暴露量也会随之提高。

三、代谢酶的诱导与抑制作用

有一些药物能够通过增加相关代谢酶的合成,诱导其他药物的代谢。动力学特征和治疗效果取决于受影响的药物在出现诱导作用的消除器官中抽提比的高低(图 3 – 19)。

低抽提比:对于抽提比较低的药物,其清除率对肝细胞酶活性的改变较为敏感,导致半衰期显著减小,清除率显著增大。

高抽提比:化合物或药物代谢诱导作用对肝高抽提比药物的药动学影响结果与肝低抽提比药物的影响结果不同。

在体内,与其他内源性化合物类似,代谢酶一般以零级速率生成,一级速率消除。转换速率(turnover rate)是指代谢酶在体内的转化速度,其决定了代谢酶含量重新到达稳态所需的时间,在进行代谢酶诱导的药物-药物相互作用时,要考虑转换速率的影响(图 3 – 20)。

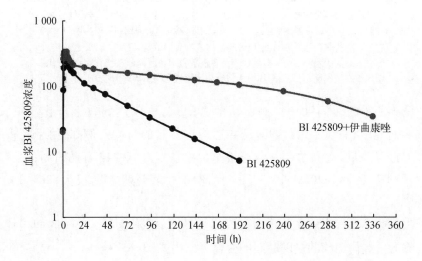

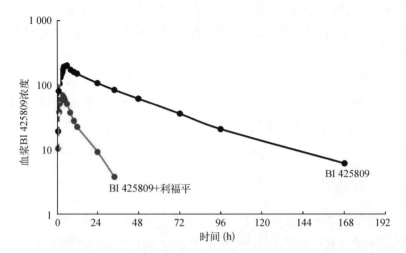

图 3 - 19   CYP3A4 酶活性的改变对一种新型甘氨酸转运体 1 抑制剂 (BI 425809) 处置动力学的影响作用的半对数坐标图

利福平可以诱导 CYP3A4,伊曲康唑可以抑制 CYP3A4,BI 425809 主要经 CYP3A4 进行代谢。与对照组相比,利福平可以升高(低抽提比药物)清除率、减少半衰期;而伊曲康唑则降低清除率、增加半衰期[26]

彩图 3 - 20

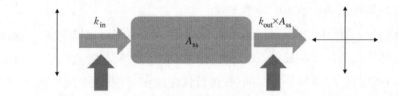

图 3 - 20   转换模型的结构示意图

k_{in} 代表生成速率常数,k_{out} 代表消除速率常数,A_{ss} 代表稳态含量。若诱导或者抑制 k_{in},仅会影响稳态浓度水平的高低,不会影响达稳时间;若诱导或者抑制 k_{out},则半衰期会受到影响,达稳时间会随着半衰期的延长而延长,反之亦然。黑色上下箭头和左右箭头分别代表稳态水平和达稳时间的改变;蓝色箭头代表代谢酶的生成或消除;红色箭头代表药物对代谢酶生成或消除的作用

诱导所需的时间远比抑制所需的时间长,可以达到数十日甚至更长。在临床研究中,需要考虑代谢酶诱导达稳态所需的时间。例如,给予利福平诱导 CYP3A4 后,普萘洛尔和泼尼松龙达稳态需要 10~14 日的时间,回到基线水平则需要 14 ~ 20 日[27]。不同代谢酶的半衰期差别很大,26 ~ 140 h 不等[28]。

生成速率是代谢酶在单位时间内生成的量,消除速率是单位时间内代谢酶消除的量。代谢酶的量随时间的变化可以用式(3 - 37)表示。

$$\frac{\mathrm{d}A}{\mathrm{d}t} = k_{in} - k_{out} \times A \qquad (3-37)$$

A 表示代谢酶的量,在稳态时,变化应为 0,即

$$\frac{\mathrm{d}A}{\mathrm{d}t} = k_{in} - k_{out} \times A = 0 \qquad (3-38)$$

即

$$k_{in} - k_{out} \times A = 0 \qquad (3-39)$$

由此可以得到生成速率

$$k_{in} = k_{out} \times A \qquad (3-40)$$

代谢抑制作用与诱导作用类似,某些化合物或者药物也会发生抑制其他化合物或药物的代谢。如果存在肝疾病等其他因素也会引起代谢降低。但动力学是否显著改变只取决于化合物或药物的肝抽提比。

代谢酶抑制可以分为四类:竞争性抑制、非竞争性抑制、反竞争性抑制和混合性抑制(图 3-21)。

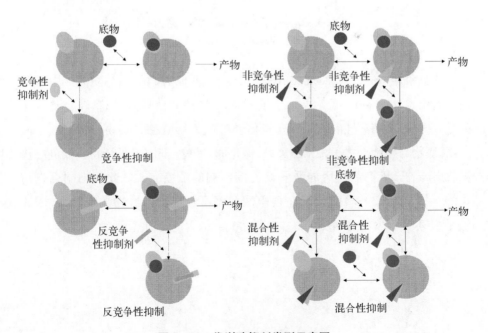

图 3-21　代谢酶抑制类型示意图

竞争性抑制(competitive inhibition)表现为抑制剂的结构与底物结构类似，共同竞争酶的活性中心。竞争性抑制剂和底物不能同时与酶结合，抑制效果的强弱与抑制剂浓度$[I]$、底物浓度$[S]$及酶的亲和力有关。此类抑制可以用式(3-41)和图3-22表示。竞争性抑制情况下，酶的最大反应速度v_{max}保持不变。由于竞争性抑制剂会降低酶与底物的亲和力，酶的K_m变大。因此，通过提高底物浓度，增强与抑制剂的竞争，可以减弱抑制效果。

$$v = \frac{V_{max} \times [S]}{[S] + K_m\left(1 + \dfrac{[I]}{K_I}\right)} \quad\quad (3-41)$$

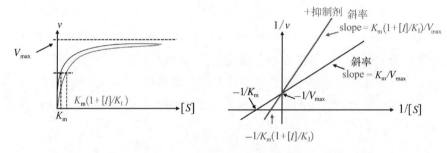

图3-22　竞争性抑制动力学示意图

K_I，抑制剂的抑制常数

非竞争性抑制(non-competitive inhibition)表现为抑制剂与酶活性中心外的别构位点(allosteric site)结合，从而降低活性酶和活性酶-原型药物复合物的量，达到降低酶活性的效果。非竞争性抑制不影响酶与底物结合形成中间产物，底物与抑制剂之间无竞争关系，但是酶-底物-抑制剂复合物不能进一步释放出产物。该抑制作用的强弱只与抑制剂的浓度有关。此类抑制可以用式(3-42)和图3-23表示。非竞争性抑制不影响酶与底物的亲和力，因此K_m保持不变。但是由于反应不能有效进行，所以V_{max}降低。

$$v = \frac{[S]}{[S] + K_m} \times \frac{V_{max}}{1 + \dfrac{[I]}{K_I}} \quad\quad (3-42)$$

反竞争性抑制(uncompetitive inhibition)表现为抑制剂只与酶-底物复合物

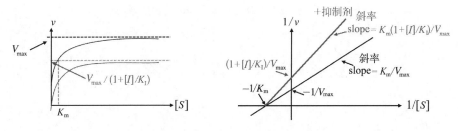

图 3 - 23　非竞争性抑制动力学示意图

结合,生成酶-底物-抑制剂复合物,从而降低酶活性,导致 V_{max} 因酶-底物复合物被去除而降低。此类抑制可以用式(3 - 43)和图 3 - 24 表示。根据化学平衡理论,由于抑制剂与酶-底物复合物结合,相当于酶与底物的结合反应平衡向生成结合物的方向移动,即有利于酶与底物的结合,从而导致酶与底物结合的亲和力增加,即 K_m 降低。所以该类抑制剂会导致 V_{max} 和 K_m 均下降。

$$v = \frac{[S]}{[S] + \dfrac{K_m}{1 + \dfrac{[I]}{K_I}}} \times \frac{V_{max}}{1 + \dfrac{[I]}{K_I}} \tag{3 - 43}$$

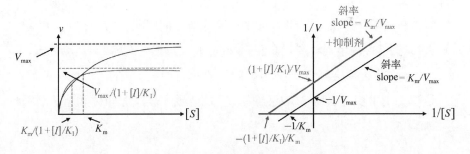

图 3 - 24　反竞争性抑制动力学示意图

混合性抑制(mixed inhibition)表现为抑制剂结合于酶活性中心外的别构,既可以和酶结合,又可以和酶-底物复合物结合,同时具有竞争性和非竞争性的部分性质。该类抑制剂能够结合酶上的多个位点而产生变构效应,从而降低底物与酶活性位点的亲和力,即 K_m 增加,同时阻碍酶-底物复合物的催化作用,即 V_{max} 降低。

生理条件的改变对药物消除相关参数的影响详见表 3 - 8。

表 3-8 生理条件改变对药物消除参数的影响

参数	改变的生理条件			
	酶活性增加	代谢抑制	血流量下降	血液中f_u升高
低抽提比药物				
半衰期	↓	↑	↔	↔
AUC	↓	↑	↔	↓
高抽提比药物				
半衰期	↔	↔	↑	↑
AUC	↔	↔	↑	↔

注:↓表示下降;↑表示上升;↔表示不变。

在前面的章节中,我们已经学习到,对于低抽提比药物,由于其清除率主要受到$f_u \times CL_{int}$的影响,对血流量的变化不敏感。所以血流量的改变不会影响低抽提比药物的清除率,即不影响其$t_{1/2}$和AUC。若酶活性增加,则CL_{int}增大,清除率增大,再根据$t_{1/2}$和AUC的计算公式可得,其$t_{1/2}$和AUC会相应下降。若酶活性受到抑制,则结果相反,即$t_{1/2}$和AUC均增加。血液中f_u升高,清除率增加,同时根据V_{ss}的计算公式,V_{ss}增加,因此$t_{1/2}$可能不受f_u显著影响,AUC下降。

对于高抽提比药物,其清除率主要受到血流量的影响,与$f_u \times CL_{int}$相关性较弱,所以酶活性的增加或者代谢受到抑制均不会显著改变该类药物的$t_{1/2}$和AUC。而血流量下降会降低该类药物的清除率,使得药物的$t_{1/2}$和AUC均增加。尽管f_u升高并不显著影响清除率,但是会导致表观分布体积增大,因此$t_{1/2}$增加而AUC不受影响。

第五节 药物代谢酶的影响因素

药物代谢酶的速率和效率受多种因素的影响,这些因素通常被人为划分为内部因素和外部因素,但实际上它们是相互作用、相互关联的[29,30]。本节内容将结合实例讨论性别、年龄、疾病和遗传等内在因素,以及饮食与环境、吸烟与饮酒、药物-药物相互作用等外在因素对药物代谢酶的影响。

一、内在因素

（一）性别

有些药物在体内的代谢存在性别差异,主要与性激素水平有关。女性性激素分泌受年龄和月经周期影响,使得女性对于药物的清除可能与男性不同,这也可部分说明临床上女性患者更容易受到药物不良反应影响的原因。

如表 3-9 所示,部分 CYP450 酶受内源性激素的诱导或抑制表现出显著性别差异。其中,CYP3A 在女性人群表现出更高的代谢活性,主要经此酶代谢的药物在女性患者中表现出更高的代谢清除,如健康女性受试者咪达唑仑的清除率要比男性高 20%~40%[31];而 CYP1A2 和 CYP2E1 酶在男性患者中活性更高,如经 CYP1A2 代谢的咖啡因[32]和经 CYP2E1 代谢的氯唑沙宗[33]均在男性中有更高的代谢比;经 CYP1A2 代谢的氯氮平在女性受试者中的血药浓度显著高于男性[34];CYP2D6、CYP2C9 和 CYP2C19 酶活性未表现出显著的性别差异或存在一些互相矛盾的临床研究报道,其遗传多态性及不同性别受试者饮食、环境等因素的差异可能导致互相矛盾的结果[35]。考察性别对药物代谢的影响对临床用药具有重要意义,以抗精神病药物氯氮平和奥氮平为例,其代谢酶 CYP1A2 在女性患者中活性较低,这导致女性患者更易出现内脏肥胖、高血糖、高血压和血脂异常等严重不良反应[36]。

表 3-9　临床上受代谢酶活性性别差异影响的药物举例

代谢酶	临床上受代谢酶性别差异影响的药物		
	男性代谢活性高	女性代谢活性高	无显著差异或存在矛盾结果
CYP1A2	咖啡因、氯氮平、奥氮平、硫噻吩、利鲁唑		
CYP2C9	吡罗昔康、萘普生		苯妥英
CYP2C19			S-美芬妥英、奥美拉唑
CYP2D6	昂丹司琼、氯米帕明		异喹胍、地昔帕明、右美沙芬
CYP2E1	氯唑沙宗		
CYP3A		红霉素、咪达唑仑、维拉帕米、地西泮、硝苯地平	
UGT	地西泮、替马西泮、普萘洛尔、咖啡因、地高辛		

续　表

代谢酶	临床上受代谢酶性别差异影响的药物		
	男性代谢活性高	女性代谢活性高	无显著差异或存在矛盾结果
TPMT	6-硫鸟嘌呤		
NAT			咖啡因、异烟肼、磺胺嘧啶
DPD	氟尿嘧啶		

参与Ⅱ相代谢的代谢酶中，UGT、硫嘌呤甲基转移酶（thiopurine methyltransferase，TPMT）、儿茶酚-O-甲基转移酶（catechol-O-methyltransferase，COMT）和二氢嘧啶脱氢酶（dihydropyrimidine dehydrogenase，DPD）等在男性中的活性更高，而N-乙酰基转移酶（N-acetyltransferase，NAT）则不存在性别差异[36]。男性患者高水平的Ⅱ相代谢酶活性通常会导致药物排泄比女性患者更快，如对乙酰氨基酚[37]、咖啡因[38]、地高辛[39]和普萘洛尔[40]等。DPD的性别差异则导致了抗肿瘤药氟尿嘧啶在女性中清除率显著低于男性，毒性反应风险更高[41]。

此外，在一项人肝代谢酶基因表达研究中发现，60岁以下的人群中CYP2A6、CYP2B6、CYP2C19、CYP2D6、CYP3A4、CYP4X1、丁酰胆碱酯酶及磺基转移酶1E1（sulfotransferase 1E1，SULT1E1）这几种代谢酶在女性肝中基因表达水平高于男性，而CYP1A2酶在男性中表达水平更高；对于70岁以上的人群，仅CYP2C19酶的表达在女性人群显著高于男性，而CYP2D6酶在男性中表达水平更高，提示性别和年龄对人体代谢酶表达水平的影响存在相互关联[42]。

(二) 年龄

年龄对药物代谢的影响在新生儿和老年人群中最为显著。新生儿生长发育期间机体药物代谢酶的不足和老年人机体代谢、排泄功能的衰退可能使得药物在这两类人群中代谢清除变慢，更易产生药物过量或蓄积，而引发严重的不良反应。具体影响可详见《临床药动学-药效学研究（研究技术与应用卷）》第八章。

多种CYP450酶、UGT[43]及SULT等在胎儿或新生儿阶段表达水平或活性显著低于成年人。UGT的总活性在约20月龄的婴幼儿肝样本中达到最大[43]，大部分SULT表达水平大约在出生后的1年内达到成人水平[44]。由于新生儿部分代谢酶活性低，其临床用药需要格外谨慎。

老年因素对药物代谢酶活性的影响存在一些矛盾结果。有文献报道多种

CYP450 酶可能受老年因素影响,酶活性降低[45],但也有研究认为老年因素对代谢酶含量和活性的影响并不显著[46,47]。相比代谢酶,肝体积和肝血流量的降低可能与老年人群药物清除率的减少更为相关[45]。因此,老年患者人群临床用药可能需要降低剂量。

(三)疾病

疾病状态,体内微环境的改变和某些内源性物质的水平变化等都可能导致药物代谢酶的活性发生变化,从而影响药物的代谢途径和代谢速率。肝肾疾病对药物代谢的影响,详见《临床药动学-药效学研究(研究技术与应用卷)》第九章。

1. 肝功能异常

当肝功能出现异常时,多种代谢酶的活性、转录水平或表达水平降低。肝疾病早期到晚期,对 CYP450 酶不同亚型的影响有所差异[48]。通常认为,结合反应受肝疾病的影响较小,如主要通过葡萄糖醛酸结合代谢消除的奥沙西泮等药物在肝硬化患者的清除率并不降低,而通过 I 相代谢消除的地西泮和咪达唑仑的清除率降低[49]。由于代谢酶活性的下降,肝功能异常患者的用药剂量需要做出一定调整。

2. 肾功能不全

肾功能不全也会对代谢酶产生影响[50]。肾功能不全影响药物代谢的主要机制可能包括对代谢酶基因转录和翻译的修饰及蓄积的尿毒素对 CYP450 酶的直接竞争性抑制。

临床中发现肾功能不全患者的药物首过代谢和清除与体外酶抑制结果并不完全一致,肾病对临床药物代谢的影响是复杂的。例如,部分 CYP2D6 或 CYP3A4 酶的底物药物在慢性肾病患者中观察到首过代谢和清除率降低的现象;然而,其他一些经 CYP2D6 或 CYP3A4 酶代谢的药物,其体内代谢并不受慢性肾病的显著影响[51]。由于代谢清除受肾功能的影响,肾功能损伤患者的临床用药也需考虑调整给药剂量或给药频次。

3. 肿瘤

肿瘤也会显著影响代谢酶活性。CYP450 酶等药物代谢酶主要分布于肝,但在小肠、胰腺、脑、肺、肾、骨髓和皮肤等组织中也有存在。这些组织若发生癌变,酶的表达和活性也可能会发生改变。与正常组织相比,肿瘤组织中的代谢酶活性一般较低,但也存在一些例外,如乳腺癌中 β-葡萄糖醛酸酶和硫酸酶活性分别增加 6 倍和 2 倍,谷胱甘肽-S-转移酶和 CYP1B1 酶表达增加;肺腺癌中二氢嘧啶脱氢酶水平升高。而原发性卵巢癌中 CYP1B1、CYP2A、CYP2B、CYP3A5、CYP3A7、CYP3A43、CYP26A1 和 CYP51 酶活性远低于正常卵巢组织[52]。CYP450 酶的功能也会受肿瘤缺氧环境影响而发生改变,如在肿瘤中 CYP3A4、CYP1A1 和 CYP1B1 由氧化酶变成了还原酶,将拓扑异构酶Ⅰ和Ⅱ的抑制剂 AQ4N 还原为生物学活性更强的 AQ4[53]。

（四）遗传

药物代谢酶的基因突变导致其遗传多态性,这种变异可能导致酶活性表达的增加或降低,进而在人群中形成对特定药物代谢能力不同的亚群,其中药物代谢能力降低的表型对应的亚群一般称作弱代谢者(poor metabolizer, PM),相反的是强代谢者(extensive metabolizer, EM)。

人体中存在遗传多态性的代谢酶包括 CYP450 酶（尤其是 CYP2C9、CYP2C19 和 CYP2D6）、N-乙酰基转移酶、谷胱甘肽-S-转移酶、醛脱氢酶、醇脱氢酶、对氧磷酶和硫嘌呤甲基转移酶等[54-58]。

CYP2C19 酶基因的野生型为 CYP2C19 * 1,携带 CYP2C19 突变等位基因者与非携带者相比,其底物药物氯吡格雷活性代谢产物的血浆浓度降低约 32.4%,血小板抑制率降低约 9%,心脑血管事件死亡的相对风险增加 53%,支架内血栓形成的风险增加 3 倍[59,60]。因此,FDA 明确应通过基因检测识别氯吡格雷代谢不佳的患者,以调整给药方案[61]。

近年来在汉族人群发现了多种少见 CYP2C9 基因突变型,如 CYP2C9 * 13、CYP2C9 * 16、CYP2C9 * 36、CYP2C9 * 39、CYP2C9 * 43、CYP2C9 * 45、CYP2C9 * 60 等,其中 CYP2C9 * 13 等位基因表达的 CYP2C 酶几乎完全失活[62,63]。CYP2C9 * 13 / * 13 基因型携带者口服非甾体抗炎药氯诺昔康后,AUC 比正常受试者增加 40 倍之多[64],提示 CYP2C9 * 13 亚型人群出于安全性考虑应尽量避免使用主要经 CYP2C9 酶代谢的药物或用药剂量更低。代谢酶基因型和表型的研究,详见《临床药动学-药效学研究（研究技术与应用卷）》第六章。

二、外在因素

（一）饮食与环境

大量研究和临床观察表明,饮食或环境中存在的一些外源性化合物,也可以显著影响药物代谢[65,66]。

　　水果、蔬菜、香料和草药等含复杂化学成分的植物的摄入会抑制或诱导药物代谢酶,产生食物-药物相互作用(图 3－25)[67]。例如,葡萄柚中的呋喃香豆素类成分会与肠道 CYP3A4 共价结合,长期抑制其活性,显著增加胺碘酮、维拉帕米和奎尼丁等药物的血浆浓度与毒性风险,45 岁以上且同服降脂药、镇静剂和心血管药物等的患者食用葡萄柚后出现食物-药物相互作用的风险极高。大蒜与抗维生素 K 药物同服可能增加出血风险,与抗反转录病毒药物沙奎那韦同服会导致其疗效丧失。

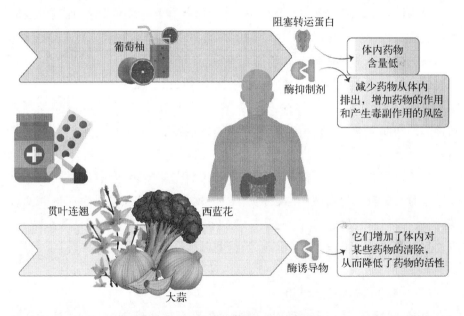

图 3－25　食物-药物相互作用示例

　　环境污染物包括工业污染物(多环芳烃、多氯联苯等)、重金属(砷、汞、铅、镉、铬、铜、钒)和农药(含硫、氯、磷的有机除草剂及杀虫剂)等。长期暴露于环境污染物可能会对人体的药物代谢产生影响。

　　多环芳烃和多氯联苯等工业污染物对 CYP450 酶可能起到诱导作用,如安替比林及巴比妥类药物在长期暴露于多氯联苯混合物的人体内代谢加快[68,69]。

　　砷、汞、铅、镉、铬和铜等重金属离子均在体外实验中证明是人 CYP1A1 的抑制剂,人暴露于这类环境污染物有导致药物的药动学、治疗效果,以及耐药性改变的可能[70]。

农药可能会诱导人体代谢酶的表达同时抑制代谢酶活性。例如,氯菊酯可诱导 CYP2A6、CYP2B6 和 CYP3A4 酶的表达;氯吡硫磷可显著诱导 CYP1A1、CYP1A2、CYP2B6 和 CYP3A4 酶的表达[71]。人肝微粒体实验也发现氯吡硫磷可抑制 CYP2B6 和 CYP3A4 酶的活性[71];硫代氨基甲酸酯类农药代谢生成双硫仑可抑制 CYP2E1 酶[72];氟虫腈也表现出对人 CYP2D6 酶的特异性抑制[73]。

(二)吸烟与饮酒

吸烟过程中烟草热解或肉类油炸炭烤生成的多环芳烃(PAH),对 CYP1A1、CYP1A2 和 CYP2E1 等 CYP450 酶具有显著的诱导作用,而其他成分如一氧化碳和镉显示出对 CYP450 酶的抑制作用[74,75]。非那西丁和安替比林等药物已被报道受到吸烟诱导作用而导致代谢增加[76]。

戒烟对药物代谢酶的影响同吸烟一样重要,由于戒烟解除了对 CYP1A2 酶的诱导,戒烟后的 2~3 日内可能需要减少药物剂量。对于氯氮平、奥氮平等精神类药物或茶碱等治疗指数较窄的药物,可能还需要治疗药物监测等预防措施[77]。

在长期酗酒导致的酒精性肝病状态下,CYP2E1 的表达受到诱导,临床上会导致对乙酰氨基酚毒性代谢物生成增加,增加肝毒性风险。而在急性饮酒情况下,乙醇导致受试者体内地西泮、氯氮䓬、劳拉西泮等药物的清除减缓,推测乙醇可能抑制了 CYP2C19、UGT 等代谢酶[78]。

(三)药物-药物相互作用

患者同时服用两种或两种以上药物可能会导致两种药物的代谢受到彼此的影响,后果可能是毒副作用风险提高,或是药效减弱。典型的例子包括临床上苯妥英和华法林联用导致华法林抗凝血作用降低,而奥美拉唑联用华法林会导致其药效提高,具体的机制涉及代谢酶的诱导和抑制[79]。

第三章
关键知识点

第三章
习题

第三章
参考文献

（梁　浩　陈笑艳　刘东阳）

药 物 吸 收

本章学习目标

1. 掌握血管外给药的药动学特征和参数估算方法。

2. 掌握影响药物吸收的关键因素。

3. 理解药物系统前清除的可能机制与评价方法。

4. 了解基于 BCS 分类预测药物吸收的方法。

5. 了解非口服给药途径药物吸收机制与影响因素。

药物吸收是指药物分子从给药部位进入血液循环的过程。除血管内给药可以直接进入血液循环外,其他血管外给药途径都存在药物跨血管壁进入血液循环的过程。临床常用的血管外给药途径分为消化道给药、肌内/皮下注射给药、吸入给药及皮肤给药,在以上不同的给药途径下,药物的吸收过程各异,并且与药物性质和剂型等多种因素有关。不论何种途径,药物的吸收大多情况下伴随着代谢和转运过程,揭示影响药物吸收的关键因素对于新药和新剂型的研发及给药方案的优化有着重要价值。

第一节　血管外给药动力学

一、血管外给药动力学过程

经血管外给药后,药物需经历一个吸收过程才能进入血液循环系统。药物在体内的吸收、转运与消除都是按照一定的速率在进行。若吸收速率(单位

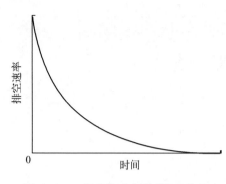

图 4-1 一级吸收动力学过程示意图

时间吸收的药量)与剩余未吸收的药量无关,始终恒定,此时为零级动力学过程;若吸收速率与剩余未吸收的药量或者浓度成正比的关系,即单位时间内吸收的药量占剩余未吸收药量的比例恒定,此时为一级动力学过程。一级动力学过程类似于水从圆柱形桶(即给药部位)底部的一个孔中排空,且排空的速率由水压驱动。随着时间推移,水位下降,引起水压下降,排空速率也逐渐减缓。如图 4-1 所示排空速率随时间呈指数级减缓,与桶中剩余的水量成正比,二者的比值是一个不随时间变化的常数。单位时间内吸收的药量与剩余药量的比值称为吸收速率常数 k_a。

如图 4-2 所示,在常数坐标中,零级吸收剩余吸收量随时间的变化为一条直线,斜率即为吸收速率。在半对数图中,则表现为随着时间的推移,斜率不断增加。简而言之,零级吸收动力学中待吸收的药量与时间呈线性关系,药物的吸收速率恒定,k_a 变化。而一级吸收动力学中药物的吸收速率与时间呈指数关系,k_a 保持恒定。

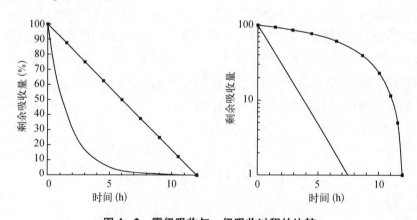

图 4-2 零级吸收与一级吸收过程的比较

——: 一级吸收过程;-■-: 零级吸收过程;右图为半对数坐标示意图

在本部分内容中,假定吸收均遵循一级动力学。接下来以最基础的单房室模型为例介绍血管外给药的动力学过程[1]。

（一）血管外单次给药模型

假定药物遵循一级吸收和一级消除，血药浓度随时间的增加而增加，直至达到峰值，而后逐渐降低。药物经血管外给药后其模型示意图及血药浓度-时间曲线图如图 4-3 和图 4-4 所示，常见的药物有苯妥英钠[2]等。实际上严格意义的一房室模型较为少见，多以二房室模型为主。

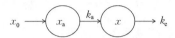

图 4-3 血管外给药一房室模型示意图

x_0 为给药剂量；x_a 为吸收部位的药量；x 为体内药量；k_a 为一级吸收速率常数；k_e 为一级消除速率常数

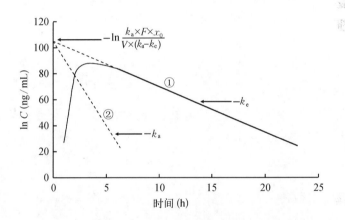

图 4-4 血管外给药一房室模型血药浓度-时间曲线图

F 为绝对生物利用度；V 为分布容积；C 为血药浓度

根据上述模型体内药量和吸收部位药量变化速率的微分方程分别为

$$\frac{dx}{dt} = k_a \times x_a - k_e \times x \tag{4-1}$$

$$\frac{dx_a}{dt} = -k_a \times x_a \tag{4-2}$$

式（4-2）经拉普拉斯变换（公式详见第一章）后得

$$s \times \bar{x} - 0 = k_a \times \bar{x_a} - k_e \times \bar{x} \tag{4-3}$$

$$s \times \bar{x_a} - F \times x_0 = -k_a \times \bar{x_a} \tag{4-4}$$

式（4-3）、式（4-4）中，体内药量的初始值为零，吸收部位的初始药量为 $F \times x_0$，F 为绝对生物利用度，上式经整理后，再经拉普拉斯逆变换后得到体内药量变化的函数表达式为（可参考第一章拉普拉斯变换的相关内容）

$$C = \frac{k_a \times F \times x_0}{V \times (k_a - k_e)} \times (e^{-k_e \times t} - e^{-k_a t}) \qquad (4-5)$$

（二）血管外单次给药药动学参数估算

根据前述式（4-5），如图 4-4 所示，血药浓度-时间曲线为一条双指数曲线，这条双指数曲线可以看成由两条具有相同截距的直线相减得到，我们可以利用这个特点进行药动学参数的计算，也称为残数法。定义 $I = \dfrac{k_a \times F \times x_0}{V \times (k_a - k_e)}$，此时式（4-5）可以变为

$$C = I \times e^{-k_e t} - I \times e^{-k_a t} \qquad (4-6)$$

1. 消除速率常数

一般情况下 $k_a \gg k_e$，当处于消除相，t 充分大时，$e^{-k_a t}$ 先趋于零，此时我们定义 I 为 I_1，可以得到

$$C = I_1 \times e^{-k_e t} \qquad (4-7)$$

将上式两边取对数得

$$\ln C = \ln I_1 - k_e \times t \qquad (4-8)$$

上述方程对应的是图 4-4 中的直线①，可从其斜率求得消除速率常数 k_e，截距即为 $\ln I_1$。

2. 吸收速率常数

如之前所描述，血药浓度-时间曲线可以看成由两条具有相同截距的直线相减得到，此时用式（4-7）（消除相的药量变化函数）减去式（4-6）（体内实际药量变化函数），可得

$$C = I \times e^{-k_e t} - I \times (e^{-k_e t} - e^{-k_a t}) = I \times e^{-k_a t} \qquad (4-9)$$

定义此时的浓度为剩余浓度 C_r，I 为 I_2，即可得

$$C_r = I_2 \times e^{-k_a t} \qquad (4-10)$$

将上式两边取对数得

$$\ln C_r = \ln I_2 - k_a \times t \qquad (4-11)$$

上述方程对应的是图 4-4 中的虚线②,可从其斜率求得吸收速率常数 k_a,截距即为 $\ln I_2$。吸收相半衰期 $t_{1/2a}$ 可以使用 k_a 求得,即

$$t_{1/2a} = 0.693/k_a \qquad (4-12)$$

3. 分布容积

分布容积可按下式估算

$$V = \frac{k_a \times F \times x_0}{I \times (k_a - k_e)} \qquad (4-13)$$

4. 滞后时间

通常药物服用后会存在崩解、释放及到达吸收部位的过程,然后才能被吸收。这也使得吸收出现滞后,这段时间称为滞后时间(lag time, t_{lag}),如图 4-5 所示。

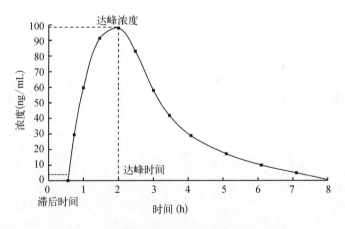

图 4-5　血管外给药后药时曲线中的滞后时间

此时,式(4-5)可以变为

$$C = \frac{k_a \times F \times x_0}{V \times (k_a - k_e)} \times (e^{-k_e(t-t_{lag})} - e^{-k_a(t-t_{lag})}) \qquad (4-14)$$

当 $t < t_{lag}$ 时,$C=0$。理论上应该相等的 I_1 和 I_2 不等,此时在 t_{lag} 处相交,可得

$$I_1 \times e^{-k_e t_{\text{lag}}} = I_2 \times e^{-k_a t_{\text{lag}}} \quad\quad (4-15)$$

对其进行整理,可得

$$t_{\text{lag}} = \frac{\ln I_2 / I_1}{k_a - k_e} \quad\quad (4-16)$$

5. 达峰时间

对式(4-6)进行一阶导数求极值,即可求出 T_{max}

$$\frac{k_a}{k_e} = \frac{e^{-k_e T_{\text{max}}}}{e^{-k_a T_{\text{max}}}} = e^{(k_a - k_e) T_{\text{max}}} \quad\quad (4-17)$$

对式(4-17)两边取对数,可得

$$T_{\text{max}} = \frac{\ln(k_a / k_e)}{k_a - k_e} \quad\quad (4-18)$$

6. 达峰浓度

达峰时间对应的浓度即为达峰浓度,用 T_{max} 代替式(4-5)中的 t,可得

$$C_{\text{max}} = \frac{k_a \times F \times x_0}{V \times (k_a - k_e)} \times (e^{-k_e T_{\text{max}}} - e^{-k_a T_{\text{max}}}) \quad\quad (4-19)$$

将式(4-17)代入式(4-19),可得

$$C_{\text{max}} = \frac{k_a \times F \times x_0}{V \times (k_a - k_e)} \times \left(e^{-k_e T_{\text{max}}} - \frac{e^{-k_e T_{\text{max}}} \times k_e}{k_a} \right) \quad\quad (4-20)$$

对式(4-20)进行简化,可得

$$C_{\text{max}} = \frac{F \times x_0}{V} \times e^{-k_e T_{\text{max}}} \quad\quad (4-21)$$

二、血管外给药中的翻转(flip-flop)现象

血药浓度-时间曲线是药物在体内吸收、分布和消除的综合体现。一般情况下,大多数速释药物口服后的 k_a 会远大于其 k_e,此时药物的 $t_{1/2a}$ 远远短于消除半衰期,即达峰时大部分药物已被吸收,但只有少量药物被消除,称为消除限速,如图 4-6A 所示,此时估算的消除相半衰期是体内的真实消除能力体

现。当吸收速率与消除速率相近时,"表观"消除能力受吸收能力限制,即单位时间内机体吸收的量影响可消除的药量,真实消除能力并不能被完全体现出来。此时依据血药浓度-时间曲线消除相计算出的消除速率常数可能略高于k_a,虽然并未体现真实的消除能力,但仍然属于消除限速(图4-6B)。某些情况下,如特定的缓控释制剂,或者药物拥有较好的渗透性的同时还具有较长的吸收窗(图4-6C),药物的吸收速率就会远慢于其消除速率,以至于相当多的药物在达峰时间之后仍在吸收。此时"表观"消除能力由吸收能力决定,即单位时间内机体可消除的药量受限于吸收的药量,依据血药浓度-时间曲线消除相计算出的消除速率常数与吸收速率常数相当。半对数血药浓度-时间曲线图显示,达峰浓度出现较晚并且明显变低,血药浓度-时间曲线十分平缓,吸收曲线与消除相平行。在这种情况下,依据消除相计算出的k_e并非反映真实的消除能力,而反映吸收能力,称为翻转现象[3]。

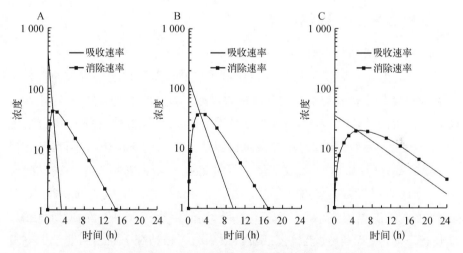

图4-6 不同条件下单次口服药物后的吸收速率和消除速率与
时间关系的半对数坐标图

需要注意的是,达峰时间早也不意味着药物可以迅速完成吸收。例如,丙酸卢替卡松吸入给药后在$30 \sim 90$ min已达到C_{max},但吸收过程会持续大约4 h[4]。当出现翻转现象时,要谨慎地对待求算的消除相半衰期,因为持续吸收的过程会影响对消除相半衰期的判断。这也意味着血管外给药途径下的消除相半衰期可能远远高于静脉给药。同时由于其吸收为限速步骤,多剂量给药可能呈现非线性动力学过程,并可能在体内产生蓄积。这也意味着在新药研发早期,如果发现可能存在翻转现象,需要结合药物或者制剂自身的特点,准确理解翻转现象出现的原因,并通过不同剂量或不同途径给药的结果来进行谨慎判断,才能全面地理解药物在体内的吸收动力学。在临床开发过程中,需要注意适当延长采样时间,尽早开展多剂量给药的研究。

第二节　口服给药途径药物的吸收

口服给药是常用的给药方式,也是最安全、方便和经济的方式。因消化道各部位的组织结构及 pH 不同,对药物的吸收能力是不同的。本部分将分别介绍胃肠道的生理解剖学特点[5],并在此基础上描述口服给药的吸收过程与其影响因素。

一、胃肠道的生理解剖学特点

(一)胃的生理解剖学特点

胃是消化道中最膨大的部分,可控制内容物向肠道转运。成人的胃容量一般为 1~2 L,因而具有暂时贮存食物的功能。胃液的主要成分是盐酸、胃蛋白酶原、内因子和黏液,pH 为 0.9~1.7。由于胃液呈强酸性,根据 pH 分配理论,对弱碱性药物的吸收较少,应该可以吸收大多数的酸性药物,但实际上胃并不是大部分药物的主要吸收部位。胃内侧被一层厚厚的、高电阻的黏膜层覆盖,导致其对药物的渗透性很差。相对肠而言,胃的吸收表面积很小,仅 1 m², 血流速度也较小,只有 150 mL/min;同时药物在胃中停留的时间较短,空腹状态[6](通常是指饭前 1 h 或者饭后 2 h,严格情况下需给药前至少空腹 10 h)下通常 2 h 以内药物会被排空至肠腔,所以胃不是药物的主要吸收部位。

(二)肠道的生理解剖学特点

肠道是人体重要的消化器官,指的是从胃幽门至肛门的消化道,由回盲瓣隔开分为小肠和大肠。小肠分为十二指肠、空肠和回肠,是营养成分及药物的主要吸收部位。小肠壁的内表面具有大量的环形皱褶,皱褶上有许多绒毛状的突起,称为小肠绒毛。小肠绒毛内有毛细血管、毛细淋巴管、平滑肌纤维和神经纤维网等结构。空腹时,绒毛呈静止状态,进食则可引起绒毛产生节律性伸缩和摆动,加速绒毛内血流和淋巴的流动,有助于物质的吸收。小肠的总吸收面积主要由小肠绒毛产生,据计算约为 200 m^2,且每分钟约有 1 L 血液通过小肠毛细血管。除了吸收面积,血流速度等均远大于胃外,药物在肠内的停留时间也更长,一般在小肠内的平均停留时间为 3~4 h,在大肠内为 10~36 h,甚至更长。

人的小肠长约 4 m,整个肠道呈现出多样的特性。例如,从十二指肠到直肠,单位长度对应的面积减少;近端小肠的平均 pH 为 6.6,末端回肠上升到7.5,盲肠开始时急剧下降到6.4,降结肠再次上升到7.0。此外,肠道不同区域内的代谢酶及转运体不同。研究发现,从十二指肠经空肠、回肠到结肠,CYP3A4 的表达逐渐降低,而 P - gp 在下端肠道的表达反而要高于上端肠道[7]。结肠中存在大量的厌氧微生物,同时上皮细胞的连接要比小肠紧密。从十二指肠到结肠,表面积和渗透性的减少意味着药物的吸收能力将逐渐减少。例如,H_2 受体拮抗剂雷尼替丁极性较强,渗透性较差。研究发现,与胃内或空肠给药相比,结肠内给药的吸收程度大大减少[8]。

二、口服给药的吸收过程与影响因素

对于溶液制剂,口服给药后的吸收过程主要受胃排空和肠转运的影响。而影响该类药物口服后生物利用度的因素包括胃排空及肠蠕动速度、食物的影响、胃肠血流速度、肠道和肝脏的代谢作用、肠上皮细胞的外排作用、肠道菌群的代谢作用、药物-药物相互作用,以及疾病带来的影响。因为药物只有在溶解之后才会被吸收,所以对于固体制剂,除了上述环节与因素外,还包括溶出过程及难溶性碱性药物在肠道的可能沉降与再析出(表4-1)。

表4-1　固体制剂口服后决定药物释放和吸收动力学行为的因素

分　类	影　响　因　素
剂型的释放特征	崩解速度
	溶解释放速度
药物的理化性质	酸碱度
	油水分配系数(辛醇/水)
	溶解度

续 表

分　类	影　响　因　素
药物的药动学性质	肠道代谢特征(包括肠道菌群降解) 肠道转运特征(P‑gp/BCRP)
胃肠道的生理特点	胃排空速度 肠蠕动速度 胃肠道血流流速 肠壁渗透性
胃肠道疾病状态	克罗恩病 胃切除术 腹泻
药物‑药物相互作用	螯合剂(多价金属离子) 吸附作用(活性炭/蒙脱石散等) 影响胃液 pH(质子泵抑制剂等) 影响胃肠蠕动(抗胆碱药等) 影响肠壁转运体

(一) 固体制剂的溶出

口服固体药物制剂,药物需要在胃肠道经历溶出(崩解、释放、溶解)过程才可能通过上皮细胞膜吸收。固体药物制剂的溶出速度会影响药物的吸收速度和程度。不同的制剂因药物溶出速度不同,导致吸收速率不同。如果药物的溶出速度大于渗透速度,则渗透速度是药物吸收的限制因素,反之,药物的溶出速度是药物吸收的限制因素。例如,灰黄霉素在胃肠道溶液中很难溶解,在固体给药的情况下,由于没有足够的时间溶解,因而吸收不完全。延长胃肠排空时间,可增加该药物的吸收。限速步骤不同的情况下,吸收部位药物的存在形式与时间的关系如图 4‑7 所示。在跨膜转运速度为限制因素的情况下,大部分药物在吸收前处于溶解的状态;在溶出速度为限制因素的情况下,药物几乎一溶解就被吸收,吸收部位的药物一直相对较少。

1. 溶出

对于固体制剂,药物的溶出速度是指在一定溶出条件下,单位时间内药物溶解的量。当药物与胃肠液或溶出介质接触后,药物溶解于介质,并在固-液

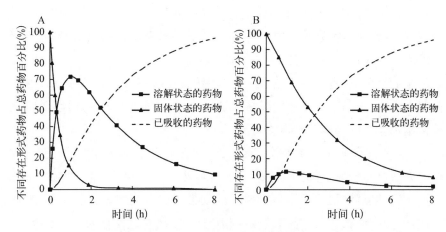

图4-7　限速步骤不同的情况下吸收部位药物的存在形式与时间的关系

A.跨膜转运速度为限制因素;B.溶出速度为限制因素

界面之间形成溶解层,称为扩散层或静流层。当药物在扩散层中的饱和浓度 C_s 与总体介质中的浓度 C 形成浓度差时,溶解的药物不断向总体介质中扩散,从而发生溶出,其溶出速度可用诺韦斯-惠特尼(Noyes-Whitney)方程描述

$$\frac{\mathrm{d}C}{\mathrm{d}t} = \frac{K}{h} \times S \times (C_s - C) \tag{4-22}$$

式中, C_s 为扩散层中的药物饱和浓度; C 为总体介质中的药物浓度; K 为溶解药物的扩散系数; S 为固体药物的表面积; h 为扩散层的厚度。

药物的溶解度即 C_s 与溶出率直接相关,当药物在扩散层中的溶解度增大,扩散层与总体液体可形成较大的浓度差,此时药物溶出加快。对于弱酸或弱碱类药物, C_s 与胃肠道 pH 的关系非常密切。对于弱酸性药物, C_s 随胃肠道 pH 的增加而增加;而对于弱碱性药物, C_s 随胃肠道 pH 的增加而降低。由于胃肠道不同部位 pH 不同,这也导致了药物在胃肠道不同部位的溶出速度不同。同时需要注意的是,若同服的其他药物改变了胃液 pH,可能会影响某些药物的溶解度或者解离度,从而影响其吸收。例如,伊曲康唑水溶性较低,需要有足够的胃液分泌,使 pH 降低到一定程度,才会形成盐而溶解,进而被吸收。因此,需要避免与抑制胃液分泌的药物同时服用,如抗胆碱能药物、抗酸药、H₂ 受体阻断剂和质子泵抑制剂。

接下来我们将介绍不同溶出特点药物的吸收特征。

（1）胃中快速溶出的药物：传统的速释片剂和胶囊大多为渗透性和溶解度较好的药物,通常可以在胃中快速溶出,如布洛芬和对乙酰氨基酚。药物在胃里溶出得很快,在进入小肠之前,大部分药物就已经溶出。在大部分药物都可以溶出的情况下,胃排空仍然会对胃内保留的液体药物和分解的颗粒程度产生影响,继而对药物吸收产生影响。因此,加速胃排空几乎会加速包括胃中快速溶出药物在内的所有药物的吸收。

（2）小肠中快速溶出的药物：有些药物在胃内不会溶出,而在肠道中会迅速溶出并通过肠壁。胃排空也会影响这类药物吸收的速度。例如,质子泵抑制剂(奥美拉唑、泮托拉唑等)和抗病毒药物去羟肌苷会在胃的酸性环境中迅速被破坏;而阿司匹林、柳氮磺胺嘧啶(用于治疗溃疡性结肠炎)和比沙卡迪(泻药)都有一定的胃刺激性。解决这两类药物问题的方法是在其表面包裹一层肠溶包衣,从而抵抗胃部的酸性环境,使其在肠液中分解,包括肠溶片和肠溶颗粒等。一般来说,空腹状态下肠溶片从胃进入肠道的时间从 20 min 至几个小时,进食时则需要 12 h 甚至更长不等[9]。如果需要快速可靠地吸收时,可以使用肠溶颗粒。

（3）存在肠道吸收窗的药物：在一些特殊的情况下,药物的肠道吸收是由转运体介导的(关于肠道转运体详见本节"肠道的吸收与影响因素"部分)。由于转运体仅分布于肠表面的一个相对较小的区域,这个介导药物吸收的有限区域称为吸收窗。吸收窗是药物被有效吸收的部位,吸收窗前后的部位吸收较差。这种情况为开发合适的剂型带来了挑战。如果制剂在通过吸收窗之前没有释放药物,口服生物利用度就会很差。这些摄取转运体通常是可饱和的,因此希望在吸收窗上游实现药物缓慢的释放和持续的暴露,从而延长药物在消化道的释放时间,改善药物吸收,有利于提高药物生物利用度。例如,口服抗哮喘药物普鲁司特在远端小肠和结肠的吸收性能极差,因此开发了一种胃内滞留双层片剂,由膨胀层和药物释放层组成,每日给药一次。研究发现,该片剂在胃中滞留时间超过 10 h,胃排空时间和药物在体内的驻留时间有良好的相关性[10]。

（4）溶解度差的药物：有些药物在胃液和肠液中都很少溶解或几乎不溶解。当这些药物以固体形式给药时,可能没有足够的时间来完全溶解和吸收。适当延长药物在胃中停留时间可以增加药物在进入肠道之前溶解的时间,从而有利于提高生物利用度。此时,胃可以被看作一个储库,药物的溶液会不断通过蠕动被脉冲式喷射到小肠的吸收部位。

2. 沉降与再析出

药物进入胃后,会首先崩解释放出包含药物分子的细小颗粒,然后细小颗粒继续释放药物分子于胃液中。药物在胃中经过短暂的停留,已溶解和尚未溶解的药物随胃排空转运至肠道。有些药物可能会在随胃排空转移至肠腔后重新结晶析出。例如,难溶性弱碱性化合物在强酸性的胃液中溶解度较好,当转运至近中性的肠道时,如果化合物在肠液中的溶解度小于其在胃液中的溶解度,将形成过饱和溶液,随后出现结晶。由于肠道中溶解的化合物不断吸收进入体循环,肠液中药物浓度降低,溶解平衡被打破,在机体肠转运结束之前,难溶性弱碱性化合物的结晶有可能再次溶解,进而重新被吸收。需要指出的是,该过程并非会在所有难溶弱碱性药物的吸收中出现,可以使用包含胃液或肠液等生物相关介质的体外溶出装置来模拟胃肠转运过程进行鉴定。

（二）胃排空与影响因素

如前所述,胃的吸收功能较差,因此胃排空速度成为影响药物吸收速度的限速步骤之一。胃排空指的是胃内容物从胃幽门排入十二指肠的过程。空腹状态下,这个过程会呈现出规律的运动周期。每个周期持续 90~120 min,包括三个阶段：持续约 60 min 的静息期；持续 40 min 但不规则的收缩,同时随着阶段的进展收缩强度增加；短时间的强烈收缩,从胃远端传播到回肠末端。这被称为移动复合运动（migrating motor complex, MMC）[11]。

1. 食物对胃排空的影响

进食后,MMC 会被抑制,胃近端和远端运动断开耦合,胃窦的静息张力降低,这也意味着胃排空的速度会变慢。尽管直径小于 2 mm 的颗粒可以通过小肠,但较大的颗粒保留在胃里。胃排空减慢不仅会阻碍药物吸收,而且在某些情况下可能会导致药物吸收不完全。因此,当希望药物快速发挥药效的时候,通常建议空腹服药,如青霉素和左旋多巴。从另外一个角度来讲,脂肪类食物促进胆汁分泌,而胆汁中的胆汁酸等具有表面活性作用,可增加难溶性药物的溶解度而促进其吸收。这对于溶解度较差或者崩解速度较慢的药物而言,进食后服药可以延长胃部停留的时间从而增加药物的吸收。

2. 疾病和药物对胃排空的影响

影响胃排空率的因素可能会改变大多数口服药物的吸收率。在大多数情况下,增加胃排空可增加药物的吸收率。在一些特殊情况下,如食物、激素、姿势、腹膜刺激、剧烈疼痛、胃溃疡、糖尿病和其他代谢性疾病,以及诸如抗胆碱药、麻醉性镇痛药、神经节阻滞药、拮抗酸剂和甲氧氯普胺等药物都可能影响胃排空率,反过来又可影响其他药物的吸收率[12]。例如,在一项对乙酰氨基酚的临床研究中,发现相对右侧卧,左侧卧可能会减缓胃部的排空[13]。

(三) 肠道的吸收与影响因素

1. 药物的肠吸收

(1) 药物通过非搅动水层:肠腔与小肠上皮细胞交界处有一个非搅动水层(un-stirred water layer),其厚度大约 400 nm,它成为药物吸收的一个重要屏障。药物透过此层的流动速度(J),服从菲克定律(Fick law),即 J 与肠腔内溶质浓度 C_1、与绒毛膜的水-脂质界面的药物浓度 C_2 差值及扩散系数 R 成正比,而与非搅动水层的厚度 D 成反比。

$$J = \frac{(C_1 - C_2) \times R}{D} \qquad (4-23)$$

若药物通过绒毛膜速度很快,则药物通过非搅动水层扩散成为吸收的主要限制因素。因此,非搅动水层限制了某些脂溶性药物如长链脂肪酸和胆固醇类药物的吸收。增加肠蠕动,特别是绒毛膜的收缩,可以降低非搅动水层的厚度,从而加速药物通过非搅动水层。

(2) 药物通过肠上皮:大多数溶液中的药物吸收都涉及被动扩散。被动扩散在很大程度上取决于药物的分子大小、形状、电离程度和脂溶性。药物吸收速度和程度的解释通常是基于 pH 分配假说。根据这一假设推测,弱酸性药物在酸性介质中大部分以分子形式存在,在胃部吸收较好。相反,弱碱性药物主要从小肠吸收。对于几乎一直处于电离态的药物,如季铵化合物,则不容易吸收。除了电离程度外,分子大小是渗透率的一个特别重要的决定因素。小分子物质,如抗病毒药物阿昔洛韦(250 g/mol)、H_2 受体拮抗剂西咪替丁(252 g/mol)和阿替洛尔(266 g/mol)是高渗透率的典型药物。肠道细胞之间紧密连接的尺寸接近于摩尔质量为 350 g/mol 的化合物。随着摩尔质量大于350 g/mol,渗透性会急剧下降。

另外,一个决定渗透性和吸收的因素是位于小肠上皮细胞上的特定转运体,具体分布如图 4 - 8 所示。它们在促进和减少某些药物的肠道吸收方面也发挥着非常重要的作用。肠道转运体位于肠细胞的顶端和基底膜上,主要表达 OATP、PEPT1、OCT1、MCT1、顶端膜钠依赖性胆汁酸转运体(apicalsodium-dependent bileacidtransporter, ASBT)、有机溶质转运体 α - β(organic solute transporter, OSTα - OSTβ)等,参与了阿莫西林、*L* -多巴和加巴喷丁等的吸收,否则这些药物很难被吸收。但需要注意的是,正是因为上述药物分子自身的被动扩散程度非常低,转运体

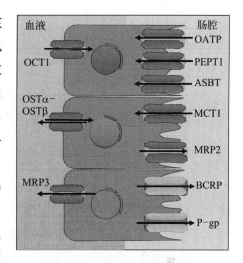

图 4 - 8　肠道上皮细胞主要转运体的表达[14]

才会产生较大的贡献。外排转运体属于 ABC 转运体超家族,肠道主要表达 P - gp、BCRP、MRP 等。与摄取转运体相反,外排转运体使得进入上皮细胞中的药物外排到肠腔,从而限制了药物的大量吸收,这也可能是多种药物生物利用度低的原因之一,如治疗心力衰竭和心房颤动的地高辛、抗组胺药非索非那定、抗癌药物紫杉醇、抗反转录病毒药物沙奎那韦等。如果同时给予上述转运体抑制剂,则可增加这些药物的口服吸收,而同时给诱导剂则有相反的效果。转运体在胃肠道的分布也有所不同,如沿着肠道下移,P - gp 的活性在大肠中最高。这种较高的活性可以部分解释为什么有些药物在结肠中的渗透性比在小肠中低得多。

2. 药物肠道吸收的影响因素

(1)肠蠕动对药物吸收的影响:小肠的固有运动方式主要有三种,即节律性分节运动、蠕动运动和黏膜与绒毛的运动。节律性分节运动以肠环形肌的舒张与收缩运动为主,常在一段小肠内进行较长时间(约 20 min),很少向前推进,使小肠内容物不断分开又不断混合,并反复与黏膜接触。蠕动运动使内容物分段向前缓慢推进,通常是到达一个新的肠段,又开始分节运动。黏膜与绒毛的运动是由局部刺激引发的黏膜肌层收缩,有利于药物的充分吸收。肠的固有运动可促进固体制剂进一步崩解、分散,使之与肠液充分混合,增加了药物与肠表面上皮的接触面积,有利于药物的吸收。从十二指肠、空肠到回肠,

内容物通过的速度依次减慢。一般药物与吸收部位的接触时间越长,吸收越好。结肠的混合运动进行得较慢,可产生较大的环状收缩,从而增加结肠的表面积并引起水分的有效吸收。但是结肠内的水分通常比小肠少,此处药物的吸收取决于其是否呈溶解状态,因此结肠的吸收一般不完全。

肠蠕动会对药物的吸收带来不同的影响。适当的肠蠕动可促进固体药物制剂的崩解和溶解,尤其是微绒毛的蠕动可使非搅动水层厚度减少,有利于药物的吸收;但另一方面,蠕动加快会使一些溶解度小或有特殊转运的药物在肠内停留时间缩短,反而使其吸收不完全。一些药物可影响肠道的蠕动速度,从而干扰其他药物的吸收。例如,阿托品、丙胺太林等药物能减慢胃排空速度与肠内容物的运行速度,从而增加一些药物的吸收;甲氧氯普胺可促进胃排空且增加肠运行速度,减少其他药物在消化道内的滞留时间而降低吸收程度。

(2)血流速度对药物吸收的影响:胃肠道周围的血流会对药物的吸收速度与程度产生直接的影响,这主要是因为血流具有组织灌流和运送物质的双重作用。被胃吸收的药物经胃冠状静脉、胃网膜左静脉等进入肝门静脉;吸收到小肠绒毛内毛细血管中的药物经过十二指肠静脉、小肠静脉和上肠系膜静脉进入肝门静脉;由大肠吸收的药物经过上肠系膜静脉和下肠系膜静脉进入肝门静脉。吸收的药物经肝门静脉进入体循环,然后随循环系统转运到机体各部位。虽然血流量通常会影响胃部的吸收速度,但因为小肠黏膜有充足的血流量,这种现象一般在小肠吸收中并不显著。当药物的跨膜转运速度小于血流灌注速度时,跨膜转运是吸收的限速过程;而当跨膜转运速度大于血流灌注速度时,血流灌注是吸收的限速过程。对于后者,血流速度下降,吸收部位运走药物的能力降低,血流灌注速度会显著影响小肠吸收,如高脂溶性药物。

(3)肠道菌群对药物吸收的影响:消化道菌群与健康的人体之间存在一个动态平衡的微生态环境。肠道菌群可以催化各种类型的化学反应,但最重要的是水解反应和还原反应。肠道菌群大体分为需氧菌类、兼性厌氧菌类和厌氧菌类三类,从小肠至大肠需氧菌逐渐减少,厌氧菌逐渐增多。而对药物影响比较多的为厌氧菌,因此在小肠中迅速完全吸收的药物几乎不会受到肠道菌群的影响。然而,目前多种药物已被确定为肠道细菌的底物,这很可能会对某些特定药物的吸收产生重要影响,如经典前药百浪多息(对氨基苯磺酰胺)转化为活性代谢物磺胺的过程[15]。在灌胃给药前服用抗生素的大鼠中,磺胺的生成量明显减少,而静脉给药时,几乎没有磺胺形成。在此基础上得出结论,偶氮还原反应的发生与盲肠细菌有关。这一作用已被用于溃疡性结肠炎患者的局部靶向治疗。磺胺吡啶是一种前体药物,自身不会被小肠吸收。其到达结肠后,会在肠道菌群作用下发生偶氮还原反应,释放 5 -氨基水杨酸,从而最大限度地发挥局部抗炎作用。

(4)合并用药对药物吸收的影响:合并用药除了会影响胃肠运动以外,任何与肠道摄取和代谢途径竞争的反应都可能会降低药物的口服生物利用度。这些反应可以是酶介导或非酶介导的。酶介导的反应包括由消化酶(来自胆汁和胰液)、肠上皮内的代谢酶和主要存在于大肠菌群中的酶引起的反应。如果合并使用可以诱导或者抑制相应酶活性的药物,将对药物的吸收产生不同的影响。非酶介导的反应包括胃中的水解等。另外,与其他药物合并发生络合反应或者出现吸附,也可能会影响药物的吸收,导致药物生物利用度低。例如,同时服用活性炭或考来烯胺可减少许多药物的吸收[16],其中包括用于治疗类风湿性关节炎的药物来氟米特。当吸附剂和可吸附药物同时使用时,必须设置合适的给药间隔,以避免它们同时存在于胃肠道的同一区域,特别是小肠。否则,药物的生物利用度可能会大大降低。当然也可以合理利用药物-药物相互作用,提供解毒预案。

第三节 口服给药吸收程度的评估与生物药剂学分类系统

一、口服给药吸收的程度

口服药物是临床最为常用和方便的给药途径,同时也是最受欢迎的给药方式。但一个药物经口服给药后能否达到预期的疗效主要取决于其能否被吸收并到达作用部位。因此,在临床前阶段必须对其吸收进行评价,以判断该药物是否适合经口服途径给药。

临床上某些特殊情况如疼痛,口服给药后只有快速吸收进入体循环才能达到预期的疗效,如果太慢则即使药物的吸收程度很好,也有可能自始至终都无法达到有效浓度。药物的吸收速度可以通过血药浓度-时间曲线来反映,吸收速度慢的药物往往达峰时间长,且峰浓度低;吸收速度快的药物则正好与之相反。药峰时间 T_{max} 和药峰浓度 C_{max} 是体内反应药物吸收速度快慢的两个最直观的指标或参数,因而常常被用于评价药物在体内的吸收速度。对于吸收速度可以显著影响疗效的,也可以考虑使用部分 AUC(partial AUC,如从 0 时到 T_{max} 的 AUC)或部分 AUC 比值(从 0 时到 T_{max} 的 AUC 与总 AUC 的比值)来评价吸收速度。

有些慢性疾病的治疗,需要经重复多次给药后,血药浓度维持在有效浓度之上,才能达到预期的治疗效果,此时药物的吸收程度就成了影响药物疗效的重要因素。药物的吸收程度可用 AUC 来评价,AUC 越大则药物的吸收程度越高。生物利用度是指药物经血管外给药后,药物被吸收进入血液循环的程度的一种量度。用于比较血管内和血管外给药后的吸收差异的生物利用度称为绝对生物利用度,可用式(4-24)表示

$$F = \frac{AUC_{ext}}{AUC_{iv}} \times \frac{A_{iv}}{A_{ext}} \times 100\% \qquad (4-24)$$

式中,F 为绝对生物利用度;AUC_{iv} 和 AUC_{ext} 分别为静脉注射和血管外给药后的血药浓度-时间曲线下面积;A_{iv} 和 A_{ext} 分别为静脉注射和血管外给药剂量。

二、系统前清除的评估

几乎所有胃肠组织的血液都是通过肝门静脉排入肝脏的,所以从解剖学来讲,药物口服后会依次进入胃肠腔,通过肠壁和肝脏,然后进入体循环。这就意味着药物在吸收之后到进入体循环之前可能会被清除,如通过肠黏膜细胞时被代谢或者被外排转运,或通过门静脉循环进入肝脏后被清除,这就使得药物的口服生物利用度通常小于 1,称为首过效应。首过效应比较大的药物,口服给药往往生物利用度很低或个体差异大,难以获得满意的疗效。对于这类药物最好采取其他给药途径,避免首过效应,因为它们需要非常大的剂量才能实现治疗性全身暴露。实际上这也是机体提供的一种自我保护机制,免受一些潜在的有害物质被摄入。

(一)肠道与肝脏的首过效应作用

药物口服后系统生物利用度可以用 F_{sys} 表示

$$F_{sys} = f_{abs} \times f_g \times f_h$$

式中，f_{abs} 为药物的胃肠道吸收分数，指的是不通过粪排泄也不会在肠道发生分解的吸收分数；f_g 为药物吸收后经肠道代谢和转运体外排后进入门静脉中的吸收分数（肠生物利用度）；f_h 为经过肝代谢后进入血液循环的吸收分数（肝生物利用度）。

假如每个步骤中药物都损失 50%，那么药物的系统生物利用度仅为 0.5×0.5×0.5 = 0.125，或 12.5%。上述任一步骤受限都可能使药物最终不能进入体循环。

CYP3A（包括 CYP3A4 和 CYP3A5）占肠道 CYP450 酶含量的 80%，主要位于肠绒毛的顶端，在十二指肠的活性最高，在药物和其他外源性物质的肠道代谢中起主要作用。对于口服给药的药物，还需要特别注意 P－gp 与 CYP3A4 在肠道吸收屏障中的协同作用，如图 4－9 所示。肠壁细胞的 CYP3A4 与 P－gp 是一些药物经肠道吸收的主要屏障。当药物分子跨过小肠上皮细胞的腔膜面后，药物分子有可能会被 P－gp 从小肠上皮细胞外排泵出到肠腔中，其中一部分药物分子在肠腔中又会被重吸收。由于 CYP3A4 与 P－gp 的底物存在显著的重叠（如环孢素是 CYP3A4 和 P－gp 共同底物），因

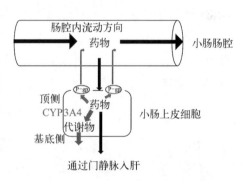

图 4－9 P－gp 与 CYP3A4 在药物肠道吸收屏障中的协同作用

此在反复的外排泵出和吸收过程中，药物在小肠上皮细胞内的停留时间延长，与细胞内 CYP3A4 的接触时间增加，从而使得药物在肠道的代谢增加（图 4－9）。

药物在肠道被吸收后，一些亲脂性药物（如环孢素）在细胞内与脂蛋白结合，从而进入肠道淋巴管，直接转运到体循环。然而，门静脉的血流速度大约是肠淋巴的 500 倍，所以大多数被肠道吸收的药物都是通过门静脉运输到肝脏，这是口服药物进入体循环之前必须通过的最后一道屏障。在肝中，药物通过扩散或转运体进入肝细胞，然后可能发生进一步代谢。CYP450 酶在这一阶段的代谢中再次发挥了重要作用，但肝脏中 CYP450 酶亚型的相对丰度与肠道中的不同。部分原型药物和肝脏产生的代谢产物会分泌进入胆汁。通过这种方式，一些在肠道吸收的药物通过胆道系统重新返回肠道再次被吸收，这被称为肝肠循环（详见第三章）。

肝肠循环是血药浓度-时间曲线中出现双峰现象的常见原因之一,如外源性物质异汉防己甲素、阿托伐他汀等,以及内源性物质胆红素。大鼠灌胃给予上述药物后,原型药物可经门静脉进入肝脏并被肝脏代谢,代谢物经胆汁排入肠道后可被肠道菌群水解,又释放出原型药物,再次被吸收,从而造成双峰现象。

（二）肠道与肝脏首过效应贡献率的评价

对于口服给药,肠道代谢和肝脏代谢在药物系统前清除过程中都起着很重要的作用。但是有的药物主要发生在肠壁,有的主要发生在肝脏,还有一些两者都有参与,实际上 f_g 和 f_h 的相关性也确实比较小。在这种情况下区分肠壁和肝脏的首过效应对于预测药物的口服生物利用度很重要。

假设药物 A 口服后全都进入肠壁,即 $f_{abs} = 1$,此时 $F = f_g \times f_h$。F 可以通过试验由 AUC 之比求算,f_h 可以根据式(4-25)从肝抽提比 E_h 中计算,此时就可以对 f_g 进行估计。

$$f_h = 1 - E_h \qquad (4-25)$$

举个例子,药物 A 主要经过肾和肝消除,原型药物几乎全都通过肾脏排泄。分别按 5 mg 经口服和静脉注射后获得以下参数：血浆与全血药物浓度比(C/C_b)为 0.83,口服后 AUC 为 0.21 mg·min/L。静脉注射后 AUC 为 3.53 mg·min/L,原型药物的累积排泄量 A_e 为 0.52 mg,可求得清除率(剂量/AUC)为 1.42 L/min,血清除率($CL \times C/C_b$)为 1.18 L/min,原型药物累积排泄率(A_e/剂量)为 0.104,其肾血清除率为 0.122 L/min。由于肾外清除仅发生在肝脏,因此肝血清除率 $[(1 - f_e) \times CL_b]$ 为 1.08 L/min。通常肝血流量为 1.35 L/min,肝血清除率与肝血流的比值为肝抽提比,即可求出 f_h 为 0.20。

$$f_h = 1 - \frac{(1 - f_e) \times CL_b}{Q_H} = 0.20 \qquad (4-26)$$

实际上,药物 A 的口服生物利用度仅为 0.06。很明显,生物利用度低不仅仅是因为肝脏的代谢,如果肠道吸收几乎完全,这就意味着药物在肠壁也存在大量的代谢。此时,可以求出 f_g 为 0.30,这表明大约 70% 的药物口服后并不会到达肝脏。肠壁代谢是药物 A 低口服生物利用度的主要原因。对于在肠壁和肝脏中经历广泛首过效应的药物,代谢酶的诱导或者抑制会对其生物利用度产生较大的影响。例如,一种药物肝抽提比和肠抽提比都是0.7,给予诱导剂后,肝抽提比和肠抽提比都增加到0.9。此时,生物利用度将从0.09下降到0.01。

三、生物药剂学分类系统及其意义

生物药剂学分类系统(biopharmaceutical classification system,BCS)是由阿米登(Amidon)等于1995年提出的一个分类概念[17]。如前所述,大部分口服制剂给药后会在胃肠道存在两个环节:药物的溶解扩散;药物的跨膜吸收。药物的溶解扩散取决于药物的释放和溶解速度,跨膜吸收取决于药物的渗透性。依据药物的溶解度和渗透性两个特征,可以将药物分成4类,见图4-10。

第1类 高溶解度 高渗透性	第2类 低溶解度 高渗透性
第3类 高溶解度 低渗透性	第4类 低溶解度 低渗透性

图4-10 生物药剂学分类系统(BCS)

当涉及口服固体常释制剂中活性药物成分在体内吸收速度和程度时,BCS主要考虑以下3个关键因素,即药物溶解度(solubility)、肠道渗透性(intestinal permeability)和制剂溶出度(dissolution)。该系统的出现,极大促进了药物口服吸收后生物利用度和生物等效性的预测。

(一)分类标准

1. 溶解度

药物溶解度的高低,是一个和给药剂量相关的相对概念。当单次给药的最高剂量对应的活性药物成分在体积为250 mL(或更少)、pH在1.0~6.8范围内的水溶性介质中完全溶解,则可认为该药物为高溶解度。也可以通过剂量数(Do)更为直观地判断药物溶解度的高低。Do=最大给药剂量(mg)/溶解度(mg/mL)/250 mL。若$Do \leqslant 1.0$,则药物为高溶解度;若$Do>1.0$,则药物为低溶解度。250 mL的量来源于标准的生物等效性研究中受试者用于服药的一杯水的量。

2. 渗透性

渗透性分类与活性药物成分在人体内的吸收程度(指药物的胃肠道吸收分数f_{abs},而不是全身的系统生物利用度F_{sys})间接相关,与活性药物成分在人体肠道膜间质量转移速度直接相关。也可以使用原位肠道灌注、离体肠道组织或者合适的单层上皮细胞,如 Caco‑2 细胞等体外系统预测活性药物成分在体内吸收程度并对渗透性进行分类。当一个口服药物采用质量平衡测定的结果或是相对于静脉注射的参照剂量,显示在体内的生物利用度≥85%以上(并且有证据证明药物在胃肠道稳定性良好),则说明该药物具有高渗透性。

3. 溶出度

化合物的溶解度可以通过一定的制剂手段改进,因此对于口服制剂考察溶出度而不是化合物的溶解度更合理。口服固体常释制剂具有快速溶出的定义是采用《中国药典 2020 版附录通则(0931)》方法 1(篮法),转速为每分钟100 转,或是方法 2(桨法),转速为每分钟 50 转或 75 转,溶出介质体积为500 mL(或更少)。溶出介质:① 0.1 mol/L HCl 或是不含酶的模拟胃液;② pH 4.5 缓冲介质;③ pH 6.8 缓冲介质或是不含酶的模拟肠液中,30 min 内活性药物成分的溶出均能达到标示量(该剂型单位剂量的制剂中规定的主药含量)的 85%以上,如果 15 min 内能达到标示量的 85%以上,则认为具有非常快速的溶出[18]。特别要注意的是,对于一些难溶性化合物,有时候会在溶出介质中添加胆酸盐或磷脂助溶,这种情况下的溶出度数据仅供参考,不作为BCS 分类的依据。

(二) BCS 对药物吸收的预测

1. 生物豁免

根据 BCS 分类,第 1 类药物具有良好的溶解度和渗透性,活性成分从制剂中溶出的速度很快,影响药物吸收的限速步骤是胃排空和消化道血流量。在这种情况下,生物利用度的主要影响因素为生理因素而非制剂因素。如果该类药物在胃肠液内的稳定性良好且满足以上标准,那么受试及参比制剂可通过体外溶出度试验比较相似因子,若得到相似的结果即可以判定两制剂生物等效,体内生物等效性试验可以被豁免,也称为生物豁免。

第 3 类药物虽然渗透性较差,但是其拥有良好的溶解度。药物吸收的限速步骤是小肠的跨膜吸收。但该类药物和第 1 类药物不同,如果想要申请生物等效豁免,其制剂必须与参比制剂含有相同的辅料组成。这主要是考虑辅料可能对低渗透性药物的吸收影响更显著。因此,仿制制剂的辅料种类必须与参比制剂完全相同,辅料的用量应与参比制剂相似或相同[19]。第 2 类和第

4 类药物的溶解度不好,药物的溶出度对吸收影响很大,目前体内试验不可豁免,但随着 PBPK 方法的预测准确性的提高,未来也存在可能性[20]。

2. 体内外相关性预测

体内外相关性是将药物剂型体外的释药情况与其体内相应的应答关联起来,用数学模型描述药物体外性质(药物溶出的速度或程度)与体内特性(血药浓度或药物吸收量)的关系。建立和评价体内外相关性的主要目的是依据体外数据(如体外释放特性)预测体内药动学参数,并有可能通过检验不同制剂的体外特性研究来替代体内生物等效性试验。

根据药物 BCS 的分类,第 1 类药物如果胃排空速度比溶出速度高,则存在体内外相关性;第 2 类药物如果在体内外的溶出速度相似,则具有相关性,但给药剂量很高时可能难以预测;第 3 类药物透膜是吸收的限速过程,溶出速度并不显著影响体内吸收过程;第 4 类药物溶出和透膜都受到限制,预测其体内外相关性挑战很大,需要将所有显著影响因素考虑在内。

3. 预测食物与药物的相互作用

如前所述,食物对药物吸收的影响非常复杂,如可能会延缓药物胃排空、刺激胆汁分泌、改变胃肠道 pH、增加内脏血流量、改变药物肠腔代谢、与药物或药物制剂在化学上发生相互作用等。基于 BCS 分类对食物与药物的相互作用进行分析,其定性规律也有一定的规律性。

根据药物 BCS 的分类,对于第 1 类药物,食物主要影响了这类药物的胃排空,药物吸收变慢,达峰时间推迟,但是整体的吸收程度影响并不大;对于第 2 类药物,给药剂量较低时,进食对胆汁分泌的刺激作用可能对药物的吸收影响不大,但是给药剂量较高时,可能会较大程度地增加生物利用度。由于其减缓胃排空,同时可能影响转运体等综合作用,达峰时间会有不一样的影响,可能提前、不变或者推后;对于第 3 类药物,基本不受胃排空和溶解度的影响,进食对药物的吸收程度影响不大,达峰时间可能推迟。对于第 4 类药物,由于溶解度和渗透性都较差,作用相对比较复杂,难以预测。

(三)基于药物体内处置的生物药剂学分类系统

BCS 认为具有高吸收程度的药物也具有高渗透性,但药物-药物、药物-食物、药物-疾病之间的相互作用,以及各种药物代谢酶和转运体都会影响药物的吸收过程,因此完全用吸收来定义渗透性具有一定的局限性。

第1类 高溶解度 强代谢	第2类 低溶解度 强代谢
第3类 高溶解度 弱代谢	第4类 低溶解度 弱代谢

图 4 - 11 基于药物体内处置的生物药剂学分类系统(BDDCS)[21]

贝尼特(Benet)教授等基于大量数据观察,发现体内代谢程度与渗透性具有良好相关性,认为药物只有吸收进入人体内才能发生Ⅰ相代谢和Ⅱ相代谢,可以用代谢程度作为判断药物吸收程度的补充,并于2005年提出使用代谢程度代替渗透性指标进行药物分类,即生物药剂学分类系统(BDDCS),见图 4 - 11[21]。其中,强代谢的定义为单次口服给予最高剂量的药物后,从排泄物中检测到≥70%的Ⅰ相代谢和Ⅱ相代谢产物。

BCS 与 BDDCS 的主要区别在于渗透性的定义。前者认为吸收程度与渗透性具有很好的相关性,其主要用于预测药物的吸收;后者认为药物代谢程度与小肠渗透性具有良好的相关性,可用来预测药物在体内的处置过程,包括药物的消除途径、转运体对药物吸收的影响、饮食对药物吸收的影响及转运体-代谢酶之间的相互作用等。可以综合考虑两个不同分类的结果,更好地预测药物在体内的吸收情况。

第四节　非口服给药途径药物的吸收

口服给药是最主要的给药途径,但也存在若干缺点,如起效较慢、药物可能在胃肠道被破坏、对胃肠道有刺激性、不适于吞咽困难的患者等。非口服给药途径很多,除血管内给药外,非口服给药后可产生给药部位的局部作用,也能吸收后产生全身的治疗作用。常见的非口服给药途径主要包括注射给药、肺部吸入给药、口腔黏膜给药、眼部给药、鼻腔给药等。

一、注射给药

注射给药包括静脉注射(含静脉推注和静脉滴注等)和皮下注射等。

(一)静脉注射给药

静脉注射通常在前臂静脉推注,特别适合在急救情况下,通过定量的方式来获得预期的血药浓度水平。静脉注射不存在吸收过程,药物吸收的影响因素也不多,一般情况下生物利用度为 100%。静脉注射后药物在达到靶器官前,首先被上、下腔静脉血液稀释后,经心脏泵入肺,最后经动脉至靶器官,所以部分药物也可能存在一定肺首过效应。

(二) 皮下注射给药

皮下组织血管少,血流速度也比肌肉组织慢,故皮下注射后药物吸收较肌内注射慢。需延长作用的药物可采用皮下注射,如治疗糖尿病的胰岛素。皮下注射给药是除了静脉注射以外最常见的注射给药方式。与静脉注射给药方式相比,皮下注射给药具有如下优点:注射方便;延长药物进入全身血液循环的时间,长时间保持所需的药物浓度水平,降低给药频率;将靶向外周淋巴管给予药物或造影剂。尤其是生物大分子药物,由于其具有相对分子质量大、不易透过生物膜等特点,临床多采用皮下注射给药的方法,其吸收机制有自身的特殊性。

1958 年马利克(Malek)等首次发现外源性大分子物质皮下给药后可以通过淋巴转运,之后对抗体等生物大分子的淋巴转运也开展了相关研究[22]。研究发现,在绵羊体内皮下注射给药后,不同相对分子质量的药物(5−氟−2′−脱氧尿苷为 246.2,菊粉为 5 200,细胞色素 c 为 12 300,IFN−α 为 19 000)在绵羊淋巴液中的累积回收率与相对分子质量之间呈现正向相关性。这项研究表明相对分子质量小于 1 000 的药物大部分被吸收后进入血液循环,此时淋巴转运在药物吸收过程中的作用暂可忽略不计;相对分子质量为 19 000 时,约 60%药物被吸收进入淋巴系统。这也意味着淋巴转运在常见的蛋白多肽类药物(相对分子质量为 1 500~70 000)和核酸类药物(相对分子质量为 6 000~18 000)皮下注射给药吸收过程中起重要作用。推测对于相对分子质量一般为 150 000 的单克隆抗体,皮下注射给药时几乎都是经过淋巴系统摄取[23]。

淋巴系统是单向流动系统,通过从组织中的细胞外基质摄取相应物质并运输到循环系统,维持体内液体、蛋白质和溶质的体内平衡。血液毛细血管具有相对"封闭"的结构,可限制大分子渗透。淋巴毛细血管由于基底外侧膜不完整和缺乏内皮细胞紧密连接,其渗透性更强,可以不受限制地排出大分子。这使得大分子药物可以通过组织间液的对流运输进入淋巴循环,继而随淋巴管中淋巴液的单向流动运输至静脉系统进入血液循环。正常生理情况下,淋巴流量小,淋巴液流动速度慢。人在禁食安静状态下,每分钟仅产生

1.0～1.5 mL淋巴液。所以皮下注射给药后,单克隆抗体通常需6～8日达到峰浓度。

二、肺部吸入给药

肺部吸入给药有许多突出的优点。肺部吸收表面积大,为70～80 m²;肺泡由单层上皮细胞构成,气-血屏障厚度仅1 μm,药物易透过;肺部给药可以避免肝首过效应;肺泡血流丰富,吸收速度能与注射途径媲美。肺部给药通常采用口腔或者鼻腔吸入气雾剂或粉雾剂。此时药物颗粒的大小会影响药物的吸收,细颗粒易于向肺泡分布。同时呼吸道直径对气雾粒子的停留有很大影响。随着粒子向肺部运动,支气管分支增加,粒子易因撞击等原因而被截留。通常小于6 μm的粒子可以到达呼吸性细支气管,小于2 μm的粒子可以到达肺泡管和肺泡。目前,计算机流体动力学是一种新的科学模拟技术,它能够对通过肺部吸入给药吸收的药物在肺部的沉积和分布进行预测[24]。

肺本身对外来异物有防御功能,上呼吸道中大量的纤毛可不断将异物以黏液或者痰的方式经口腔排出。纤毛运动同样会将药物颗粒清除至上呼吸道从而影响药物的生物利用度。同时研究发现,肺部存在许多代谢酶,会对吸入性药物的药动学和安全性产生影响[25]。

三、口腔黏膜给药

口腔黏膜被覆于口腔表面,由上皮层和黏膜固有层构成,中间由基底膜相隔。其上皮是复层鳞状上皮,由外到内依次为角质层、颗粒层、棘层和基底层。基底膜起连接和支持作用,具有选择渗透性。固有层为致密结缔组织,含有丰富的毛细血管和神经末梢。黏膜的部位、结构和面积影响物质的传递。角化上皮构成口腔保护屏障,而颊黏膜和舌下黏膜上皮均未角化,利于吸收。舌下黏膜上皮层厚度低于颊黏膜,渗透性较后者高,合适的药物在该部位可被快速吸收。但因唾液的冲洗作用,该处不是控释剂型的合适给药部位。颊黏膜面积大,受唾液影响小,适于控释给药。

与口服相比,口腔黏膜给药有许多优点:可避免胃肠道影响和肝首过效应;血液供应良好,利于吸收;易于给药,易于除去。但是口腔黏膜的渗透性虽优于皮肤,但较鼻黏膜差;口腔黏膜比肠、肺黏膜可用面积小;亲水性大分子药物不易透过口腔黏膜,生物利用度极低。

四、眼部给药

眼部的生理结构可以分为前段和后段,对于眼前段疾病,治疗药物通过角膜、结膜上皮或血-房水屏障发挥药效;而对于眼后段疾病,治疗药物在局部无创式途径给药时,尚需进一步跨过晶状体、玻璃体等多层内部障碍或血-视网膜屏障,因此对眼后段疾病,传统上主要采取局部的玻璃体注射、结膜下注射等重复性的侵入性治疗手段。

许多药物可以通过眼吸收,眼部给药是治疗眼局部疾病的主要给药途径,与全身给药相比,其更利于药物在靶部位富集并能减少全身不良反应。眼部给药可以避免肝首过效应;眼部给药对免疫反应不敏感,适合于蛋白多肽类药物。但眼部给药也存在一些缺陷,如局部刺激性。眼睛感觉敏感,如药物有刺激性,不仅会损伤眼组织,而且会引起流泪,使药物稀释。一般眼部仅有 7 μL容量,同时眼部用药药物停留时间短,容易流失。此外,有时患者难以接受眼部给药,依从性较差。

五、鼻腔给药

鼻腔给药有滴鼻剂、气雾剂、粉剂或鼻腔喷雾剂。鼻腔独特的药物吸收途径是与其黏膜的生理状况和黏膜下的血管分布等分不开的,鼻腔上部黏膜厚、血管密集,而鼻腔底部和各鼻窦内黏膜很薄,因此鼻腔上部黏膜是药物吸收的主要区域。与口服给药相比,鼻腔给药可避免药物在胃肠液中降解和肝首过效应,生物利用度高,小分子药物生物利用度可接近静脉注射,生物药物高于口服。鼻腔给药吸收影响因素包括鼻腔内血液循环和鼻腔内分泌物。鼻黏膜的纤毛运动具有清除作用,可缩短药物在鼻腔吸收部位的滞留时间,影响药物的生物利用度。

第四章
关键知识点

第四章
习题

第四章
参考文献

（赵　娣）

药物效应与生物标志物

本章学习目标

1. 掌握药物效应的概念、评价方法。
2. 掌握生物标志物的定义、分类及开发验证。
3. 熟悉生物标志物的临床应用。
4. 了解药效学评估及治疗方案优化策略。

第一节　药物效应评价

药效动力学（pharmacodynamics，PD），简称药效学，是研究药物对机体作用的一门学科，包括药物有效性、安全性及其影响因素。药效学研究可以在临床预防、诊断、治疗过程中确定药物的疗效和安全性；确定药物的作用强度；阐明药物的作用部位和机制；发现预期用于临床以外的其他药理作用等。药效学研究内容包括药物的作用机制和基本途径、药物作用的选择性、药物作用的量效关系、药物的治疗作用与不良反应等。在实际临床应用中发现，尽管使用相同的给药方案，甚至在体内有相同的药物暴露量，对于不同的人却呈现不同的药效学特征，其原因可能包括药动学（如代谢酶、转运体丰度或活性）或药效学（如药效学受体丰度或活性）存在个体间差异。为了使患者均达到理想的治疗效果，研究者应首先明确治疗窗，然后依据药物作用机制，明确药物剂量-暴露量-效应的定量关系，为不同患者推荐最佳治疗方案。为此，本节将在前述章节药动学内容基础上，首先介绍药效学变异现象及其影响，然后介绍药效学基础机制（受体理论），以及治疗目标（治疗窗和治疗指数),最后将简单介绍如何进行药效学研究,以实现最佳治疗效果。

一、药物效应变异

药物效应表现出较大的个体间差异,称为药物效应变异,其既可能由药动学变异引起,也可能由药效学变异引起。对于许多治疗窗口狭窄的药物来说,变异性问题尤为突出,如环孢素、他克莫司、丙戊酸、地高辛和万古霉素 5 种药物的稳态血药浓度分布(表 5-1)。从 5 种药物的监测总体结果看,药物在人体内达有效血药浓度占 62.25%、未达到有效血药浓度者占 28.89%,而超出有效血药浓度者占 8.86%。其中,丙戊酸在体内达到有效血药浓度范围的比例最高,达 72.71%;地高辛在体内超出有效血药浓度范围的比重最大,达 18.89%,其次为万古霉素(13.56%),他克莫司(0.88%)所占最小[1]。

表 5-1 5 种药物的血药浓度监测结果及分布[1]

药　物	监测例次	有效浓度范围	监测结果分布情况					
			低		正常		高	
			例数	占比(%)	例数	占比(%)	例数	占比(%)
环孢素	590	100~300 ng/mL	189	32.03	347	58.81	54	9.15
他克莫司	228	50~20 ng/mL	97	42.54	129	56.58	2	0.88
丙戊酸	656	50~100 μg/mL	119	18.14	477	72.71	60	9.15
地高辛	90	谷: 0.8~2.0 μg/mL 峰: 10~20 μg/mL	35	38.89	38	42.22	17	18.89
万古霉素	118（儿童）	谷: 5~10 μg/mL 峰: 25~40 μg/mL	46	38.98	56	47.46	16	13.56
合　计	1 682		486	28.89	1 047	62.25	149	8.86

除了存在药动学变异原因以外,药效学变异也是效应发生变化的主要原因。而且由于影响环节更多,变异程度可能更大。图 5-1 为健康受试者服用氯吡格雷 2~48 h 后,不同基因携带者用药后的血小板聚集抑制率(inhibition of platelet aggregation,IPA)柱状图,由图 5-1 可以看出携带 CYP2C19 和 CYP2C9 基因突变者用药后 IPA 低于未出现基因突变者(基因类型 1 者),以 CYP2C19 * 2 受试者变化最为显著[2]。

导致药效存在个体间变异的原因众多,包括患者的年龄、体重、肥胖程度、

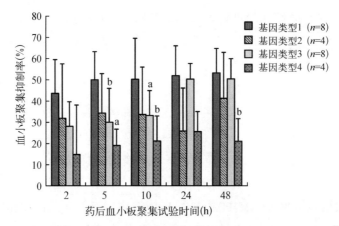

图 5-1 CYP2C9 和 CYP2C19 基因多态性对氯吡格雷药效的影响[2]

基因类型 1：*CYP2C19 * 1/ * 1* 和 *CYP2C9 * 1/ * 1*；基因类型 2：*CYP2C19 * 1/ * 1* 和 *CYP2C9 * 1/ * 3*；基因类型 3：*CYP2C19 * 1/ * 2* 或 *CYP2C19 * 1/3* 和 *CYP2C9 * 1/ * 1*；基因类型 4：*CYP2C19 * 2/ * 2* 和 *CYP2C19 * 2/3* 和 *CYP2C9 * 1/ * 1*。与基因类型 1 相比，a：$P<0.05$；b：$P<0.01$

疾病类型和严重程度、合并用药、环境因素及遗传因素。例如,卡泊芬净是首个批准临床使用的棘白菌素类抗真菌药物,用于治疗念珠菌或者曲霉菌引起的严重真菌感染,且具有良好的安全性和耐受性。但卡泊芬净在不同患者人群中存在药动学变异大和体内暴露低等治疗风险,研究发现体表面积是影响儿童患者卡泊芬净分布和清除的主要因素,而体重和白蛋白浓度是影响成人患者药动学参数的主要因素[3]。与药物遗传学相关的典型案例发生在第二次世界大战期间,当战争蔓延到有疟疾的热带地区时,大约 10%的美籍黑人士兵以常规剂量服用抗疟药物伯氨喹时,会出现急性溶血性贫血,而白人士兵则没有发生该情况。调查显示,对伯氨喹等抗疟疾药物的这种敏感性是由于许多美籍黑人对葡萄糖-6-磷酸脱氢酶(glucose 6 phosphate dehydrogenase, G6PD)存在遗传性缺陷造成的。G6PD 缺乏症是由于红细胞膜上的 G6PD 缺陷,导致红细胞戊糖磷酸途径中谷胱甘肽还原酶的辅酶,即还原型烟酰胺腺嘌呤二核苷酸磷酸生成减少,使得维持红细胞膜稳定性的还原型谷胱甘肽生成减少,而不能抵抗氧化损伤,最终导致红细胞破坏并溶血的遗传病。同样,基因突变,也是抗凝药物华法林在药效学方面存在许多变异的原因之一。CYP2C9 是人体内重要的药物代谢酶,华法林在肝脏中的代谢依赖于 CYP2C9,故其基因多态性会对华法林的药效产生影响。CYP2C9 具有高度的遗传多态性,其中最常见的是 *CYP2C9 * 1* 野生型等位基因,*CYP2C9 * 2*(430T>C)是第一个被鉴定的等位基因突变。CYP2C9 的基因频率在不同种族之间差异很大,中国汉族人口中,除了野生型 *CYP2C9 * 1*,出现频率最高的等位基因为 *CYP2C9 * 3*,基因频率约为 2.94%,而 *CYP2C9 * 2* 的出现频率仅为 0.14%[4]。而在高加索人群中,*CYP2C9 * 2* 和 *CYP2C9 * 3* 的基因频率分别是 8% ~ 20% 和 6% ~ 10%[5]。其中,*CYP2C9 * 3* 这种突变基因型会导致代谢华法林的 CYP450 单加氧酶(又称混合功能氧化酶)活性降低,药物代谢降低,进而导致体内药物浓度增加,药效提高,故存在该突变基因型的患者临床应用华法林时,使其达到同一抗凝效果时需要减少剂量,但出血并发症的概率会增加[6,7]。维生素环氧化物还原酶复合体 1(vitamin K epoxide reductase complex subunit 1,*VKORC1*)基因主要调控维生素 K 依赖性凝血因子生成的限速酶,华法林通过抑制该酶,影响维生素 K 参与羧化酶的催化过程,而发挥药物效应[8]。有研究指出,相较于 *CYP2C9* 的基因多态性,*VKORC1* 的基因多态性对华法林存在个体用药差异性的影响更大,是个体间用药差异的决定性因素[7]。此外,药物-药物相互作用是药物效应变化的另一个主要因素。许多患者,特别是老年人,同时使用多种药物,用以治疗不同疾病或并发症。一种或多种药物可能会影响其他药物的药动药效学,在极少数情况下,在尚未意识到时,已经造成了严重的后果。例如,特非那定在肝脏易被 CYP450 单加氧酶转化为有活性的酸性代谢物,后者具有良好的抗组胺作用。如果同时服用酮康唑、伊曲康唑等咪唑类抗真菌药或大环内酯类抗生素,可抑制此酶的表达使其活性降低,干扰特非那定的代谢,促使其原型药物血浆浓度升高,造成心脏 K^+ 慢通道受阻,可导致危及生命的室性心律失常[9]。在大多数情况下,当使用存在相互作用的药物时,可通过调整药物种类或调整受影响药物剂量的方式将风险降到最低。当进行剂量调整时,如果量效关系无明显改变,可依据等效暴露量原则(即达到无合并用药时的药物暴露值)进行调整。若量效关系有改变,还需要额外考虑对药效学的影响进行调整。如果确实不易通过调整剂量以实现安全有效,则应在说明书中注明。

二、受体理论

受体理论是药效学的基本理论之一,是从分子水平阐明药理过程、解释药物的作用机制、药物分子结构和效应之间关系的一种基本理论[10]。大多数药物必须先与细胞膜上或细胞内的某些特定分子结合,才能发挥效应。这些特定分子一般为蛋白质,被称为受体,它是构成细胞的一种物质成分,有的位于细胞膜,有的位于细胞质和细胞核[11]。

受体按所在位置分为细胞膜受体、细胞质受体和细胞核受体。细胞膜受体是指受体位于靶细胞膜上,如胆碱受体、肾上腺素受体、多巴胺受体、阿片受体等;细胞质受体是指受体位于靶细胞的细胞质内,如肾上腺皮质激素受体、性激素受体;细胞核受体则指受体位于靶细胞的细胞核内,如甲状腺素受体。受体的特性包括特异性、高敏性、可逆性、饱和性和多样性。受体激动与信号转导可分为三类:第一信使,多肽类激素、神经递质和细胞因子等;第二信使,环磷酸腺苷(cyclic adenosine monophosphate,cAMP)、环磷酸鸟苷(cyclic guanosine mono phosphate,cGMP)、肌醇三磷酸(inositol triphosphate,IP$_3$)、甘油二酯(diacylglycerol,DAG)和钙离子(Ca^{2+});第三信使,指将信息继续向细胞核内转导的物质,包括生长因子和转化因子等。

$$C + R \underset{K_2}{\overset{K_1}{\rightleftharpoons}} C - R$$

图 5 - 2 药物与受体相互作用示意图

C 是作用部位的游离药物浓度;R 是作用部位中未被占据的受体浓度;$C - R$ 是被药物-受体复合物的浓度;K_1 和 K_2 分别是药物-受体复合物的形成和解离的比例常数

细胞表面的受体有两个功能域:配体结合域和效应域。前者是药物的结合点,后者传导信号并产生作用,图 5 - 2、图 5 - 3 展示药物分子与细胞表面的配体结合域可逆结合。药物与其受体的相互作用是可逆的,符合质量作用规律(law of mass action)。

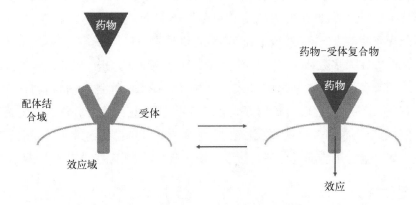

图 5 - 3 药物与受体相互作用示意图

（一）药物与受体的结合

药物和受体结合产生效应有几种学说,其中占领学说如下:受体只有与配体结合才能被激活并产生效应,效应的强度与占领的受体数量成正比,当受体被全部占领时,则产生最大效应[12]。在平衡状态下,药物作用与作用部位的游离药物浓度(C,当游离药物分数固定时,也可以用总浓度进行研究)之间的关系可以用式(5-1)描述

$$\text{effect} = \frac{\text{maximum effect} \times C}{K_D + C} \qquad (5-1)$$

式中,maximum effect 为最大效应,是指所有受体都被占据时发生的药理作用强度;K_D 为药物-受体复合物的平衡解离常数,等于 K_2/K_1。K_D 也是衡量药物对其受体的亲和力,其值越小,亲和力越大。表达式 $\frac{C}{K_D + C}$ 代表被药物占据的受体的比例。当 $C \gg K_D$ 时,药物效应近似等于最大效应(即所有的受体都被药物占据),即效果可无限接近最大效果。

药物的药理作用与其浓度有关的方程[式(5-1)]可以用一个抛物线函数表示,图形见图 5-4A。随着游离药物浓度的增加,药物效果逐渐接近最大效果。当 x 轴上的游离药物浓度被转换为对数时,浓度-效应曲线变成了"S"形,且中心段几乎是对数线性的(图 5-4B)。半对数的剂量-效应曲线可以更好地评估低剂量时的药物浓度-效应关系,并在同一图上实现较大范围的剂量评估。EC_{50} 是指产生最大效应 50% 时的浓度,或药物发挥一半有效性的药物浓度。在半对数图上,EC_{50} 位于曲线的中点或拐点处。当受体占有率和效应

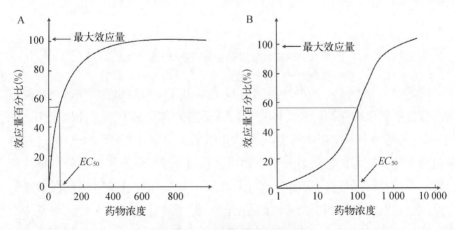

图 5-4 药物浓度-效应曲线

A. 常数坐标示意图;B. 半对数坐标示意图。A 图中横坐标数值并不代表真正的浓度,仅代表倍比关系

之间的关系是线性时,$K_D = EC_{50}$。如果受体占有和效应之间有放大作用,受体配体结合时受体有催化活性,则 EC_{50} 位于 K_D 的左边。

但同一类药物或活性物质完全占领同一受体,并不能产生相同的最大效应,单纯使用受体占领假说并不能完全解释该现象,故又产生了"内在效能"(intrinsic efficacy)的概念(图 5－5),即药物与受体结合时产生的最大效应与受体占据所能达到的最大效应称为内在效能,其大小用系数 α 值(取值范围为 0～1)表示[13]。不同药物占据同一受体的部位不同,可能导致这种情况发生。图 5－5 中 RL 表示配体(ligand,L)与受体(receptor,R)的亲和力,k_{on} 表示结合速率常数,k_{off} 表示解离速率常数。进一步研究发现,内在活性不同的同类药物产生同等强度效应时,所占领受体的数目并不相等。激动剂占领的受体必须达到一定阈值后才开始出现效应,阈值以下被占领的受体称为沉默受体。与受体相互作用的药物可分为激动剂和拮抗剂[13,14]。根据亲和力及内在活性的不同,激动剂又分为完全激动剂(有较强的亲和力和较强的内在活性,$\alpha = 1$)和部分激动剂(有较强的亲和力,但内在活性不强,$\alpha < 1$)。完全激动剂(如吗啡)可产生较强的效应,而部分激动剂(如喷他佐辛)只引起较弱的效应,有时还可以对抗激动剂的部分效应,即表现部分阻断活性。拮抗剂的 $\alpha = 0$,即为有较强的亲和力、无内在活性的药物(如纳洛酮、普萘洛尔等)。若以拮抗作用为主,同时还兼具内在活性并表现一定的激动受体的效应,则为部分拮抗剂。

$$R + L \; \underset{K_{off}}{\overset{K_{on}}{\rightleftharpoons}} \; RL \; \overset{\alpha}{\cdots} \; effect$$

图 5－5 内在效能对药物与受体结合的影响

图 5－6A 显示了不同类型药物与其受体相互作用时引起的浓度-效应曲线。拮抗剂通过抑制与同一受体结合的激动剂的作用而产生其药理作用。浓度-效应曲线对于研究药物动力学的相互作用也很有用(图 5－6B)。过量的激动剂可替换结合在相同结合位点的竞争性拮抗剂,即使在有竞争性拮抗剂的情况下,仍然可以达到激动剂的最大效果。竞争性拮抗剂可降低激动剂的效力(增加其达到最大效果一半的浓度值),但不改变其最大药效。非竞争性拮抗剂与激动剂不可逆转地结合到相同的结合部位,或与受体的其他成分相互作用,削弱或消除药物与受体结合的效果。非竞争性的拮抗剂使激动剂在

任何浓度下都不能产生最大效果。通常情况下,具有这种类型的相互作用的浓度-效应曲线将显示出表观疗效降低,但药物效力是不变的。

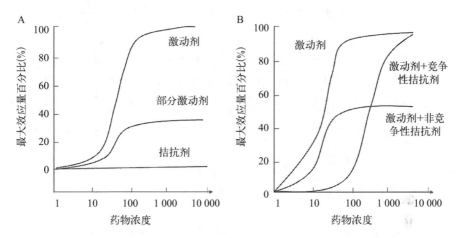

图 5-6　药物与其受体相互作用时引起浓度-效应曲线的半对数坐标示意图

但受体占领理论还不能完全解释所有现象(如内在效能的机制),因此 1961 年 Paton[15] 提出速率学说,认为药物作用最重要的因素是药物分子与受体结合及分离的速率,即药物作用的效应与其与受体的结合速率成正比,而与其占有的多少无关,效应的产生是一个药物分子和受体相碰时产生一定量的刺激,并传递到效应器的结果。另外,很多蛋白并非固定不变,可能存在动态变化。因此,1957 年,Katz 和 Thesleff[16] 提出二态模型学说,认为受体的构象分活化状态和失活状态,两态处于动态平衡,可相互转变。在不加药物时,受体系统处于无自发激活的状态。加入药物时则药物均可与活化、失活两态受体结合,其选择性决定于亲和力。受体药理学的研究从无到有,到今天的日趋成熟,在药物研究方面起的指导作用越来越重要。同时也应该意识到,随着研究的进一步深入,会有更多的现象无法在现有的受体理论框架内得到解释,因此我们仍然需要不断完善受体理论。

（二）药效的滞后现象

药动学-药效学结合模型是将药动学与药效学通过血药浓度、时间和药效三者有机地联系起来,为药物的研究、开发、合理用药及剂量确定等方面提供重要的依据。如果药理效果与血药浓度的定量关系在时间进程上保持一致,即在血药浓度上升和下降时,血药浓度-效应关系相同,则药理效果-血药浓度曲线呈现一条重合的直线(图5-7第一列)。然而,大部分情况下,药理作用和血药浓度在时间进程上无法重合,在可测定的药效值和血药浓度范围内,两者之间存在时间上的差值,这种情况下两个变量按照时间进程联系起来,在"药效-时间-浓度"关系图上,就呈现出滞后环的特征。滞后环分为逆时针迟滞环(图5-7第二列)和顺时针急性耐受(图5-7第三列,将在第六章阐述)。逆时针迟滞现象的可能原因包括效应室浓度相对于血药浓度之间的分布平衡滞后,或者产生具有活性的激动代谢产物,或体内的药效学环节延迟等。

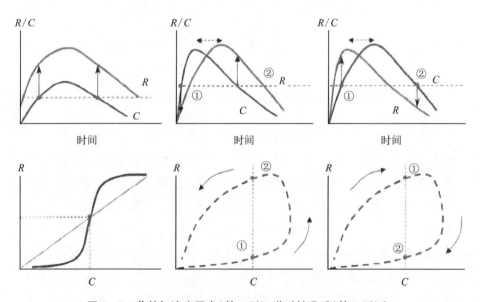

图5-7 药效与浓度同步(第一列)、逆时针滞后(第二列)和顺时针急性耐受(第三列)示意图

R,效应;C,浓度;——▶表示滞后的方向;◀----▶表示延迟时间

三、治疗窗与治疗指数

药物浓度太低时不产生治疗效应,而浓度太高则产生难以耐受的毒性,在这两个浓度之间、兼具有效性和安全性的治疗浓度范围常称为治疗窗(或称为治疗范围)。临床药物治疗过程中,常定时采集患者的血液(或尿液、唾液等体液)用以测定其中的药物浓度,探索药物的体内过程,以便根据患者的具体情况,结合药动学和药效学基础理论,借助先进的分析技术与电子计算机手段,

并利用药动学和药效学基础理论,提供个体化的给药方案。以地高辛为例,当给药剂量和给药间隔固定时,药物在体内不断蓄积直至达到稳态(图5-8)。治疗方案A开始未达理想疗效但最终达到治疗窗口,治疗方案B虽然起效快但最终药物浓度过高,产生过多的副作用。

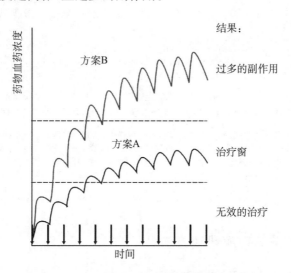

图5-8 地高辛在体内不断蓄积达稳态的情况

治疗指数(therapeutic index, TI)为药物的安全性指标,通常以半数致死量(median lethal dose, LD_{50})与半数有效量(median effective dose, ED_{50})的比值表示。大多数药物的TI为中或高,表明患者对剂量的改变相对不敏感,临床实践中常采用尽可能低但可产生足够效应的剂量。当达到药物的预期疗效剂量与限制性不良反应高发生率的剂量非常接近时,说明TI低(窄),如华法林、地高辛。世界卫生组织(World Health Organization, WHO)警示:窄治疗指数药物(narrow therapeutic index drug, NTID)特别容易产生不良反应[17],其用药剂量的微小变化会导致药物作用或效应的显著变化[18],且NTID仿制药的安全性风险更大[19],临床上应予以高度关注。治疗指数≤3定义为NTID的安全性相对较高,且未排除环孢素、地高辛、卡马西平等治疗指数≥2并已获得公认的NTID。这与FDA药学专家提出的将治疗指数≤3的药物定义为NTID的建议一致[20]。我国对NTID尚未有明确的定义,《中华人民共和国药典》认为应从临床角度考虑,根据具体情况决定一种活性物质是否为NTID。不同国家发布的NTID目录清单见表5-2。

表 5-2   不同国家发布的 NTID 目录清单[21,22]

国　家	NTID 目录清单
美　国	氨茶碱、卡马西平、克林霉素、可乐定、地高辛、丙吡胺、二羟丙茶碱、胍乙啶、甲磺酸乙基异丙肾上腺素、异丙肾上腺素、左甲状腺素、碳酸锂、间羟异丙肾上腺素、米诺地尔、胆茶碱、苯妥英、哌唑嗪、扑米酮、普鲁卡因胺、奎尼丁葡萄糖酸盐、茶碱、丙戊酸、丙戊酸钠糖浆、华法林钠
日　本	阿普林定、卡马西平、克林霉素、氯硝西泮、可乐定、环孢素、洋地黄毒苷、地高辛、丙吡胺、炔雌醇、乙琥胺、胍乙啶、异丙肾上腺素、锂盐、甲氨蝶呤、苯巴比妥、苯妥英、哌唑嗪、扑米酮、普鲁卡因胺、奎尼丁、磺酰脲类降血糖药物、他克莫司、茶碱类药物、丙戊酸、华法林、唑尼沙胺、格列丁唑
加拿大	环孢素、地高辛、氟卡尼、锂盐、苯妥英、西罗莫司、他克莫司、茶碱、华法林等
中　国	氨茶碱、茶碱、胆茶碱、双羟丙茶碱、苯妥英钠、丙戊酸/丙戊酸钠、炔雌醇-孕酮制剂、地高辛、洋地黄毒苷、华法林钠、甲磺酸异他林吸入气雾剂、卡马西平、可乐定透皮贴剂、磷酸丙吡胺、硫酸胍乙啶、硫酸奎尼丁、硫酸哌唑嗪、硫酸异丙肾上腺素、米诺地尔、扑米酮、碳酸、盐酸克林霉素、盐酸可乐定、盐酸普鲁卡因胺、双丙戊酸钠、左甲状腺素钠、环孢素、他克莫司、西罗莫司

四、药物暴露量与效应研究方法

（一）暴露量-效应研究的重要性

暴露量-效应(exposure-response，E-R)关系是研究暴露量与效应定量关系及其显著影响因素的一种研究,暴露量可以是给药剂量,也可以为反映药物浓度水平的药动学参数,如峰浓度(C_{max})、谷浓度(C_{min})和 AUC,暴露量引起的效应为药物疗效或安全性指标。暴露量-效应研究通常采用基于模型或分组比较统计的分析方法预测药物的效应[23],是连接给药剂量和药物疗效或安全性指标的重要内容。如图 5-9 所示,给药剂量和反应之间的关系可以描述为给药方案、系统或局部暴露、药物暴露引起的药效及其产生的疗效或安全性,即剂量-暴露量-效应(dose-exposure-response,D-E-R)关系。1994 年人用药品技术要求国际协调理事会(International Council for Harmonisation of Technical Requirements for Pharmaceuticals for Human Use, ICH)发布的《E4:药物注册所需的量效关系信息》首次强调剂量-效应重要性[24]。例如,在给药方案中,给药途径、药物剂量、给药间隔、用药疗程等差异会直接导致药物暴露量的差异;而在药物吸收、代谢、分布和排泄过程中,患者本身疾病状态、用药依从性、合并用药等临床因素均会影响药物的暴露量;同时,个体差异(性别、年龄、基因等因素)、受体结合不同、肝药酶代谢差异会使药物效应不同,进而导致药物的安全性和有效性不同。

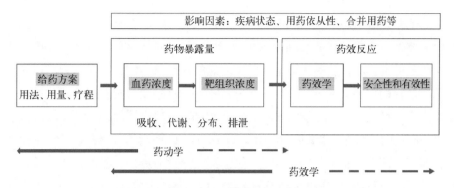

图 5 – 9　药物剂量–暴露量–效应关系示意图

　　正确理解暴露量–效应关系及其影响因素,可以为临床研究设计、科学解释临床研究结果、寻找最佳剂量及不同患者群体精准给药提供有用的信息,从而优化药物研发的策略和提高药物研发的效率。

　　图 5 – 10 列举了某药物剂量–暴露量–效应关系的一个典型案例,其中实线和灰色区域分别为模型模拟的中值和90%预测区间。尽管使用某一特定剂量时,药物暴露与效应之间也可能存在变化差异,因此对不同剂量下的暴露量–效应数据进行统计学分析,为药物治疗时给药剂量的选择提供依据[25]。

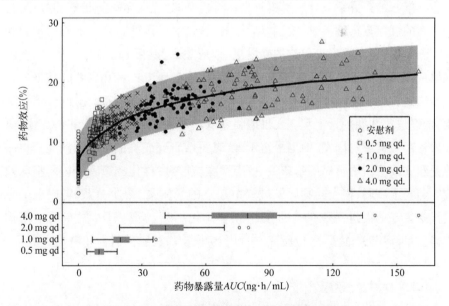

图 5 – 10　药物剂量–暴露量–效应关系典型案例

qd.,每日 1 次

暴露量-效应模型的完善和更新可以贯穿药物研发的每个阶段,基于早期生物标志物或者替代终点的暴露量-效应关系分析,可以指导后续临床研究中药物用法用量的选择和优化等。而基于临床终点的暴露量-效应关系分析,可以作为药物有效性的重要证据,也可以用于评价获益风险比,以及推荐拟注册的用法用量等[26]。暴露量-效应关系的研究在临床前阶段初步探索临床前暴露量-效应关系,从而支持首次人体试验(first in human, FIH)剂量的选择:基于临床前安全性研究和疾病动物模型的暴露量-效应分析,通过分析该阶段的药物暴露量与药效(包括根据药物作用机制预期的生物活性物质的生成、促进或抑制靶点受体的结合等)之间的关系,为临床研究中生物标志物的选择提供支持。结合基于生理的药动学模型或异速放大法等预测人体暴露量的方法,可以获得用于后续临床研究的剂量和给药方案建议,包括 FIH 的最大推荐起始剂量(maximum recommended starting dose, MRSD)。在Ⅰ期和Ⅱ期临床试验时初步探索临床暴露量-效应关系、筛选有效性/安全性敏感的暴露量、初步评估药物治疗窗。

在早期临床阶段,根据健康志愿者或患者中开展的 FIH 进行群体药动学/药效学分析,通过建立模型验证药物作用机制和达到目标药效学反应所需的暴露量和剂量,模拟目标患者人群的药效学和临床反应,支持后续研究的纳入排除标准和给药方案设计。暴露量-效应模型的建立通常需要足够的数据,且当有新的试验数据纳入时,模型可能需要进行优化,以期达到更准确的拟合和预测。例如,研究优特克单抗的暴露量-效应关系,以帮助Ⅱ期治疗中度、重度银屑病试验的剂量选择。该研究首先使用Ⅰ期健康受试者和患者的数据进行模型构建,后期纳入安慰剂数据及对优特克单抗应答的患者数据进行模型优化,最终选定Ⅱ期剂量组别。在Ⅲ期临床试验时进一步验证剂量和治疗窗,研究内外部关键影响因素,根据暴露量-效应关系研究或验证性临床试验获得的数据建立或更新更可靠的暴露量-效应模型,预测多样化的患者群体的临床效应。药物上市后,根据药物研发过程中建立的暴露量-效应关系,可以在临床实践中更好地促进药物的合理使用和个体化用药,ICH/FDA 发布的指南推荐,应尽早启动暴露量-效应研究,在每个阶段支持药物的研发和决策。

(二)暴露量-效应研究方法与模型

2003 年,FDA 在药物暴露量-效应关系研究指导原则中强调了暴露量-效应研究设计和建模策略;2014 年欧洲药品管理局(european medicines agency,

EMA)发布的《药物开发过程中剂量和方案发现的先进方法》再次强调了分析
与建模方法在暴露量-效应分析中的重要性[27,28]。暴露量-效应分析之前需
要准确了解数据的特征,为分析过程中的假设提供信息。数据分析常用的
有分组比较法和模型分析方法,后者包括经验回归模型(empirical regression
model)、药物计量学模型(pharmacometric model)、定量系统药理学(quantitative
systematic pharmacological model, QSP)模型、多重比较结合模型分析
(multiplecomparison and modeling, MCP－Mod)和贝叶斯模型平均法(bayesian
model averaging, BMA)。分组比较法是使用方差分析等统计学方法比较给药
组与对照组效应,广泛用于Ⅱ期研究中的剂量选择,为验证性试验提供有效的
剂量数据。相较而言,模型评价方法的应用更为广泛。其中,经验回归方法
(如线性、多重线性和 E_{max} 方程等)常用于描述不同剂量下的药物效应结果,比
较和分析基于Ⅱ期试验中不同的剂量-效应关系,并以此为基础选择(选择什
么试验或者什么研究的剂量)剂量。药物计量学模型用于描述药物的药动学
和药效学特性,该模型方法在药物开发中的使用大大增加。QSP 模型是基于
疾病进展、药动学和药效学与基于生理的药动学模型,侧重于以定量方式描述
生物体与药物之间的相互作用,是定量理解和预测药物的治疗和毒性作用的
有力工具。而 MCP－Mod 是一种用于基于经验的剂量反应分析方法,该建模
基于在试验设计阶段预定义的一组候选剂量-效应模型。最后,BMA 方法的
基本思想是基于贝叶斯原理考虑模型的不确定性,采用所有模型构成的模型
集而不是单个模型进行统计推断,以所有模型的后验分布为权重,将所有模型
进行加权平均来获得模型参数分布[29]。

(三)暴露量-效应研究设计的优化

无论采用何种方法进行数据分析,验证性试验的剂量选择也会受到Ⅱ期
剂量范围研究中设计因素的影响[30]。Ⅱ期研究设计优化常用的有三种方法:
基于小样本 FIH 试验的方法,临床试验模拟,自适应和贝叶斯适应性研究。在
药物开发中使用基于 FIH 模型试验方法,为药物剂量效应关系设计提供了一
个框架,进行高效的数据收集,以正确表征剂量-效应或暴露量-效应关系的方
式进行剂量发现等研究。基于克拉美-罗界(Cramér－Rao bound)不等式[31],
通过优化 FIH 的函数来获得最优设计。另外,临床试验模拟(clinical trial
simulation, CTS)在模型的最佳设计方法上,允许考虑缺失数据对试验结果的

影响,还允许模型中组件的关键不确定性作为特定场景进行探索,以了解研究假设在后续试验分析结果方面的重要性,相关知识详见《临床药动学-药效学研究(研究技术与应用卷)》第十三章。CTS 也可以被视为可视化和检查复杂统计分布的强大工具,在自适应剂量查找设计中,利用试验中已经得到的信息(包括外部信息),通过不断调整分组概率而将更多的受试者分配到处理效果更好的治疗组,从而有可能用更少的资源更好地确定最佳治疗剂量。通常,适应性设计可以允许在相同数量的患者的剂量发现试验中探索更多剂量。

(四)暴露量-效应研究设计的规范要求

2020 年美国产品开发与管理协会(Product Development and Management Association,PDMA)发布的《药物暴露反应分析指南》,强调了暴露量-效应研究的规范性。该指南提出,暴露量-效应分析研究设计的参与研究人员包括临床医生、药理学家和统计学家。研究方案需包括研究目的和研究方法、暴露量变量和临床终点的设定。临床数据处理时要明确入排标准、脱落或缺失数据处理原则、缺失数据估算方法等,同时,还规定要注意协变量处理、预后因素处理和混杂因素处理等其他相关内容。其中,研究变量可分为暴露量变量和效应变量,表 5-3 列出了常用的研究变量及其评价作用。

表 5-3　研究变量及其评价作用

研 究 变 量	评 价 作 用
暴露量变量	
血药浓度-时间曲线下面积(AUC)	反映吸收程度长期效应-稳态 AUC
血浆药物峰浓度(C_{max})	反映吸收速度常与安全性相关
血浆药物谷浓度(C_{trough})	反映消除:常与有效性相关
稀疏血浆药物浓度(2 个或 3 个)	依据 PopPK 分析和贝叶斯估计
血药浓度-时间曲线	时间依赖性信息
效应变量	
生物标志物	与正常生物过程或病理过程有关的生理学、病理学或解剖学测定指标,可以提示疾病病因、疾病易感性或疾病过程,与治疗效应机制相关性
替代终点	属于生物标志物,是治疗试验中实验室测定指标或体征,并作为希望能预测临床终点的替代标志物
临床终点	能够反映患者感觉、功能或者生存情况的指标,是临床试验中最为可靠的效应指标

（五）常见方程结构和使用条件

根据不同的数据类型和分析的目的,采用不同的经验模型或者基于机制的模型描述暴露量-效应关系。2020 年 PDMA 发布的《药物暴露反应分析指南》列举了常见方程结构和使用条件。当效应数据为连续值并且在暴露量范围内观察到平台时,可考虑 E_{max} 模型或者 Sigmoid E_{max} 模型[式(5-2)]。如果随着暴露量的变化未观察到平台时,可考虑线性模型[式(5-3)]。

Sigmoid E_{max} 模型示例

$$E = E_0 + \frac{E_{max} \times \text{exposure}^{\gamma}}{EC_{50}^{\gamma} + \text{exposure}^{\gamma}} \tag{5-2}$$

式中,E 为药物效应;exposure 为药物暴露量(也可以采用对数转换的药物暴露量);E_0 为药物暴露量为 0 时的药物效应;E_{max} 为最大效应;EC_{50} 为达到 50%最大效应对应的暴露量;γ 为 Hill 系数(当 γ 等于 1 时,模型即为 E_{max} 模型)。

线性模型示例

$$E = E_0 + \text{slope} \times \text{exposure} \tag{5-3}$$

式中,E 为药物效应;exposure 为药物暴露量(也可以采用对数转换的药物暴露量);E_0 为药物暴露量为 0 时的药物效应;slope 为效应随暴露量变化的斜率。

当效应数据为二分类数据时,可考虑采用逻辑回归模型。

逻辑回归模型示例

$$\text{Logit}(p(x)) = \log\left[\frac{p(x)}{1-p(x)}\right] = \text{Logit}_0 + \text{slope}_{\text{Logit}} \times \text{exposure} \tag{5-4}$$

式中,x 为因变量的特定取值;$p(x)$ 为因变量为 x 时的概率;exposure 为药物暴露量;Logit_0 为药物暴露量为 0 时的因变量为 x 的概率的 Logit 转换值;$\text{slope}_{\text{Logit}}$ 为因变量为 x 的概率的 Logit 转换值的随暴露量变化的斜率。

当存在以下情况时,需要考虑将时间进程纳入数据分析过程中:效应在不同情况下组间变异较大;主要评价时间点的暴露量-效应关系与其他评价时间点不一致;效应数据脱落率较大;效应的时间进程非常重要。此时,应采用随时间变化的暴露量和效应数据进行分析,同时在模型中引入时间项。例如,当达到最大效应需要一定时间时,可考虑随时间变化的 E_{max} 模型[式(5-5)]。类似地,在对二分类或者有序分类数据进行建模时,也可考虑在模型中引入时间项。

Sigmoid E_i 模型示例

$$E_i = E_{0,i} + \frac{E_{max} \times exposure}{EC_{50} + exposure} \times (1 - e^{-k_{tr}t_i}) \quad (5-5)$$

式中，E_i 为 i 时刻的药物效应；$time_i$ 为 i 时刻的时间；exposure 为药物暴露量；$E_{0,i}$ 为 i 时刻没有药物暴露量时的药物效应；E_{max} 为最大效应；k_{tr} 为起效的速率常数；EC_{50} 为达到 50% 最大效应对应的暴露量。

如果安慰剂组的效应随时间变化，可以考虑安慰剂模型。

安慰剂效应模型示例

$$E_{placebo,i} = E_{max,placebo} \times (1 - e^{-k_{placebo}t_i}) \quad (5-6)$$

式中，$E_{placebo,i}$ 为 i 时刻的安慰剂效应；$time_i$ 为 i 时刻的时间；$E_{max,placebo}$ 为最大的安慰剂效应；$k_{placebo}$ 为安慰剂起效的速率常数。

疾病进展模型是用来考察描述疾病长期进展的动力学过程，此时，药物治疗患者的临床总体效应可表示为疾病进展与药物作用的综合。

疾病进展模型示例

$$E_i = E_0 + \alpha \times t_i + slope \times exposure \quad (5-7)$$

式中，E_i 为 i 时刻的药物效应；E_0 为药物暴露量为 0 时的效应；α 为疾病随时间进展的斜率(如果是线性变化规律)；t_i 为 i 时刻的时间；slope 为效应随暴露量变化的斜率；exposure 为药物暴露量。如式(5-7)所示，疾病进展程度与时间为线性变化(α)，药物作用与暴露量也为线性变化规律(slope)，总体效应包括基线(E_0)与上述两者之和。

对于时间-事件数据，可采用生存分析方法进行研究。可通过建立比例风险模型考察某一时刻发生某一事件的概率(即所谓的风险)，并将暴露量作为风险的解释变量。

生存分析示例

$$h(t) = h_0(t) \times exp(\beta \times exposure + \beta_1 \times Cov_1 + \cdots + \beta_n \times Cov_n) \quad (5-8)$$

式中，$h(t)$ 为 i 时刻的风险；$h_0(t)$ 为基线的风险；β 为风险随暴露量变化的斜率；exposure 为药物暴露量；β_1、β_n 为风险随协变量变化的斜率；Cov_1、Cov_n 为协变量。

第二节　生物标志物

一、生物标志物定义与分类

生物标志物是能客观测量并评价正常生物过程、病理过程或对药物干预反应的指示物,可作为药物研发中基础研究、药物发现、临床前研究、临床研究和上市后安全性监测的评价指标和工具。它可以分为诊断型生物标志物、监测型生物标志物、药效学生物标志物、预测性生物标志物、预后性生物标志物、安全性生物标志物和易感性生物标志物。

生物标志物具有前瞻性、灵敏度和特异性强的特点,性质稳定且便于检测的生物标志物在新药研发中能够发挥降低成本和提高成功率等作用。生物标志物可以比许多临床终点更容易且更快速地进行评估,且可以为药理学过程提供更多信息,因此它们在药物开发中发挥着越来越重要的作用[32]。

生物标志物的有效性需要科学规范的研究验证及监管机构的认证,获得官方认证的生物标志物可作为新药研发过程中的工具和评价标准。药物分子设计早期阶段,生物标志物可用来识别药物的作用机制或帮助选择靶点;在药物早期临床开发期间,生物标志物有助于识别引起疾病的分子途径和(或)信号通路;在药物临床前研究阶段,生物标志物可用于临床前安全性评价,用于确定药物的作用机制或剂量选择,提供药物功效的初步评估并监测器官毒性,如肝丙氨酸转氨酶可用于评价药品潜在肝毒性等。另外,在临床试验中,生物标志物的作用也较为广泛,包括患者选择、剂量选择、安全性评价和有效性评价等。在临床阶段,生物标志物可用于疾病的鉴定和诊断、患者筛选和治疗效果预测、监控治疗进程和疾病进程及反映治疗效果等各个方面[33]。在少数情况下,生物标志物可被接受为监管批准的替代终点。

在未来的药物开发中,生物标志物可能比替代终点更常用于患者选择、概念验证和机制探索研究、药效学评估和安全性监测。生物标志物的效用(无论是作为替代终点还是其他用途)必须根据其预期用途进行评估,并且在监管部门采用该生物标志物作为有效评价指标之前证明其是否可以作为替代终点或者其他用途。因此,生物标志物或替代终点的适当使用需视情况而定,并取决于生物标志物已被验证并符合其预期用途的程度[34,35]。在这种情况下,验证(validation)和确认(qualification)必不可少。验证是指证明生物标志物可以足够可靠地测量其预期用途的过程,并且能在灵敏度、特异性和重现性方面体现其测量性能。确认包括将生物标志物与生物过程和临床终点联系起来的证据过程(表5-3)。临床效用是在患者群体中评估目标生物标志物的预测临床结果价值,是评估生物标志物是否可靠的最终证据标准[36,37]。表5-4列举了常见术语与及其定义,表5-5列出了一些常用生物标志物和替代终点的实例,以及几种治疗药物类别的临床终点。

表5-4 常见术语及其定义

术　语	定　义
临床终点(clinical endpoint)	反映患者感受、功能或生存方式的特征或变量
生物标志物(biomarker)	可客观测量和评估的特征,并能作为正常生物过程、致病过程或对干预的药理学反应的指标
替代终点(surrogate endpoint)	旨在替代具有临床意义的终点的生物标志物。预期替代终点基于流行病学、治疗学、病理生理学或其他科学证据以预测临床益处(或伤害,或缺乏益处)
分析验证(analytical validation)	评估测定及其测量性能特征,确定能提供可重复且准确数据的条件及相应范围
确认(qualification)	将生物标志物与生物过程和临床终点联系起来的证据过程
使用(utilization)	基于建议的使用和可用证据的适用性的分析,包括分析验证和鉴定,以支持这种使用

表5-5 生物标志物与替代终点举例

生物标志物	治疗类药物	生物标志物/替代终点	临床终点
生理性标志物	抗高血压药	↓血压	↓卒中
	青光眼用药	↓眼压	保存视力
	骨质疏松用药	↑骨密度	↓骨折发生率
	抗心律失常药	↓心律失常	↑生存率
实验室标志物	抗生素	培养结果阴性	临床治愈
	抗反转录病毒药物	↑CD4计数;↓病毒RNA	↑生存率
	降糖药	↓血糖	死亡率
	降脂药	↓胆固醇	↓冠状动脉疾病
	治疗前列腺癌药物	↓前列腺特异性抗原	肿瘤响应

二、生物标志物开发与验证

随着近年来检测方法和仪器设备的优化,以及代谢组学、蛋白质组学和基因组学等现代分子生物学技术的发展,生物标志物也进入了快速迭代发展时期。越来越多的潜在生物标志物用于特殊疾病治疗、诊断,或替代传统的临床终点,成为更特异、更准确的新评价指标,因此建立一个高效、科学的生物标志物验证认证体系尤为重要。2007 年 ICH 发布的《E15:基因组生物标志物药物基因组学、遗传药理学、基因组数据和样本编码分类的定义》明确了基因组学生物标志物中的术语和定义,2010 年 ICH 发布的《E16:药物或生物技术产品开发相关的生物标志物——资格申报的背景、结构和格式》阐述了生物标志物资格认证资料提交的背景资料、结构和格式等相关要求。一般生物标志物验证流程是由企业或研发机构发现新的生物标志物并通过实验分析验证其有效性,再提交到监管部门进行认证。

然而在进行生物标志物生物分析方法的开发时,经常会出现一些与药动学方法不同的情形和要求,给方法开发带来很大的挑战。首先是缺少真实的标准对照品。生物标志物分析方法中所使用的标准品通常是重组蛋白,往往在结构及理化性质上与内源性生物标志物存在一定差异,再加上生物标志物本身结构的复杂性和多样性,并不能完全代表其所检测的内源性分析物[38]。其次是不可忽视的生物学特性和内源性问题。大部分的生物标志物都有不可忽略的内源性浓度,空白的生物基质往往很难获得,在进行生物分析方法的开发时,不可避免地会遇到替代基质的选择问题,这也给方法开发带来了额外的挑战。最后是缺乏统一的指导原则。从 2000 年开始,生物分析领域的研究者便提出将 FDA 指导原则运用于解决生物标志物生物分析方法开发时所存在的一些问题,随后一些相关的科学家在美国药物科学家协会(American Association of Pharmaceutical Scientists, AAPS)的支持下开始着手成立名为"生物分析中心小组"(Bioanalytical Focus Group)的讨论组,并发表了名为《成功生物标志物测量的适用方法开发和验证》(*Fit-for-Purpose Method Development and Validation for Successful Biomarker Measurement*)的白皮书[39],即关于生物标志物生物分析方法的开创性指导文件。随后更多白皮书类的指导文件也接踵而至。2013 年 FDA 第一次正式对生物标志物的定制(fit-for-purpose,FFP)策略进行讨论,随后又有若干白皮书文件对 FFP 策略进行补充说明以补充 FDA 指导原则中未明确规定的细节[40]。2019 年 ICH 基于 FDA 的《生物分析方法验证》指南又发表了《生物分析方法验证与样品分析》(M10)。

2022 年 FDA 颁布的《生物分析方法验证和研究样品分析》描述了用于非临床和临床研究的生物分析方法验证的建议,包括应该表征用于测量母体和活性代谢物的色谱、配体结合分析的程序和过程,以及在非临床和临床受试者中给药的药物[41]。目前,FDA 对认证指南进行了流程的统一、简化和规范化(图 5-11)。首先,申请人必须提交一份意向书,说明该生物标志的使用背景或条件和对新药研发的必要性及优越性。FDA 认可该意向书后,申请人将意向书提交至认证计划质量授权人以完成资质认证计划(qualified person, QP)。如果 QP 获得认可,申请人需提交包含所有数据收集和分析的完整认证文件包(full qualification package, FQP)。成功获得认证之后,该生物标志物可用于使用背景/条件范围内多个药物研究项目中的申请,包括新药临床申请(investigational new drug, IND)、新药上市申请(new drug application, NDA)与生物制品许可申请(biologic license application, BLA),在使用背景/条件(COU)范围相同时不用再重新提交资料和审查。同时,为合理应用生物标志物,指导抗肿瘤药物的临床研发,提供可参考的技术规范,国家药品监督管理局药审中心组织制定了《生物标志物在抗肿瘤药物临床研发中应用的技术指导原则》[42]。

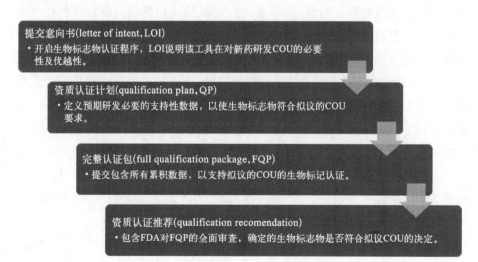

图 5-11　FDA 批准的生物标志物审批流程

生物标志物验证方法包括生物标志的测试、测量和在药物研发中的合格使用三方面(图 5-12),其中以分子学为基础的生物标志物(如细胞因子、代谢物、基因和肽类)是研究的热点和重点,逐步将新的生物检测技术纳入标准方法来提高生物标志物验证、认证的效率。为了充分利用现有资源以降低成本,验证过程概念也由额外开展联合验证实验提出新生物标志物,扩展为基于现有的药物研发结果进行分析验证提出新的特异性标志物,也可以根据举证标准整合新药研发过程中的关键步骤中的数据/证据来完成生物标志物的验证认证过程。

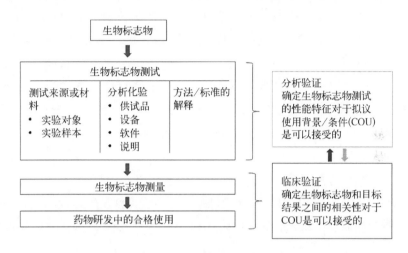

图 5-12　生物标志物验证方法

　　生物标志物的认证也在面临一些困难和机遇。分析验证方法的改进,如仅关注免疫测定/配体结合试验的定点分析方法或 LC-MS/MS 分析,应通过纳入其他分析方法(流式细胞计数、核酸测序、免疫组织化学成像技术、多重LC-MS/MS 等),增加 LC-MS/MS 检测的覆盖范围进行方法学的改进。另外,平行性评估、监管形式及医疗卫生发展趋势的预测和数据化进程是加速生物标志物认证的新机会。此外,安全性标志物在保证药物安全上具有重要意义,因此必须依赖更高标准的认证。目前,已有许多机构投入到特定疾病生物标志物的研发中,但在安全性生物标志物方面却依旧没有引起重视。

三、药效学生物标志物在药物开发和治疗的作用与应用

　　药效学生物标志物是指反映患者在接受治疗后产生生物学应答的生物标志物。临床终点往往需要相对更大的样本量及更长的周期,而通过药效学生物标志物,可以在早期研发阶段探索反应信号,开展剂量确认及概念验证阶段适应证的探索。经过验证的药效学标志物,还可作为替代终点大大缩短开发的周期。

药效学生物标志物研发主要应用于药效终点或替代终点,指导给药方案的选择,明确药效学生物标志物与药动学特征可在早期为剂量选择提供依据。概念验证的药效终点,如循环 B 淋巴细胞,可评估系统性红斑狼疮患者对于接受 B 淋巴细胞刺激因子抑制剂治疗的疗效。正电子发射体层成像(positron emission tomography, PET)显示的^{18}F-雌二醇,可用来评估雌激素受体阳性乳腺癌患者对于内分泌治疗的反应[43]。在模型引导的药物研发(model-informed drug development, MIDD)中,药效学标志物更是建模和分析的核心变量。在替代终点开发中,如能建立临床获益目标的验证关联,如肿瘤新药试验中的总生存率、心血管新药中的相关事件,药效学生物标志物可作为替代终点,进而大大缩短开发的周期。依据临床验证的水平,FDA 将替代终点分为三种:经验证的(validated)、合理可能的(reasonably likely)、候选的(candidate)。经验证的替代终点,如已明确糖化血红蛋白(hemoglobinA1c, HbA1c)的降低可减少糖尿病相关的微血管并发症,可作为降糖药的替代终点;已明确低密度脂蛋白(low-density lipoprotein, LDL)的降低可减少心血管事件发生,可作为他汀类和其他降脂药如前蛋白转化酶林草溶菌素 9(PCSK9)抑制剂新药的替代终点。

四、安全性生物标志物在药物开发和治疗的作用与应用

安全性生物标志物是指通过用药前检测或用药过程中监测,从而降低或避免患者发生严重安全性风险的生物标志物。其研发主要应用于降低安全风险或发现人群差异,以减少或避免严重不良反应。对重要器官有常用的安全性生物标志物,如校正的 QT 间期(QTc)可作为评估潜在尖端扭转型室性心动过速的安全性标志物;心肌酶可评估心脏损伤;各项肝酶和胆红素可作为评估潜在肝毒性的安全性指标,丙氨酸转氨酶和天冬氨酸转氨酶、碱性磷酸酶、总胆红素可作为评估药物性肝损伤的标准;FDA 和 EMA 认定的评估新药肾毒性7 种生物标志物为肾损伤分子-1(kidney injury molecule-1, KIM-1)、白蛋白、总蛋白、β_2 微球蛋白(beta-2 microglobulin, β_2-MG)、丛生蛋白、血清三叶因子 3(serum trefoil factor 3, TFF3)和 CysC;血钾水平可以作为患者使用利尿剂、ARB 和 ACEI 等降压药的安全性标志物。另外,安全性生物标志物可用于发现人群种族差异,ICH 发布的《E5:接受国外临床资料的种族影响因素》提出药物对种族敏感性的内在因素和外在因素,安全性生物标志物可以帮助识别这些因素,发现人群种族间的安全性差异,识别安全治疗窗差距,指导剂量的合理选择。

五、内源性生物标志物在药物开发和治疗的作用与应用

检测代谢酶或转运体活性有助于理解药物在体内的处置情况,解释其底物药物个体间药动学差异的原因,进而预测药物疗效和不良反应。内源性标志物优点在于无须额外服用药物,安全性和依从性更高。

药物代谢发生在肝脏、小肠、肾等器官中,肝脏是代谢的主要器官,其微粒体酶活性最强。其中最重要的氧化酶因其在还原状态下可与一氧化碳(carbon monoxide, CO)结合,在波长 450 nm 处有一最大吸收峰,故称为细胞色素 P450 (CYP450)酶。位于肝脏内质网和线粒体内膜上的 CYP450 是参与药物 I 相代谢的关键酶,经酶催化的氧化反应是药物体内代谢的主要途径。CYP450 酶活性受到基因、性别、年龄、疾病等多种因素的影响,进而直接影响经 CYP450 酶代谢药物的体内代谢过程。目前,已知 6 种重要的 CYP450 酶亚型已成为内源性生物标志物(表 5 - 6),有助于了解药物在体内的代谢情况,预测药物疗效和不良反应。CYP450 酶活性的测定方法主要有外源性探针药物法和内源性生物标志物法。

表 5 - 6   6 种重要的 CYP450 酶亚型内源性生物标志物[44]

CYP450 酶	内源性底物/代谢酶	评 价 方 法	检测方法
CYP1A2	褪黑素/6 -羟基褪黑素	血浆褪黑素的药-时曲线下面积	免疫法
CYP2A6	可替宁/反式 - 3′-羟基可替宁	呼液、血浆和尿液的反式 - 3′-羟基可替宁	GC - MS、HPLC - MS/MS
CYP2C19	花生四烯酸/环氧三烯酸和花生四烯酸/羟基花生四烯酸 5 -甲氧基色胺/5 -羟色胺	血清 11 -羟基花生四烯酸,12 -羟基花生四烯酸和 14 -羟基花生四烯酸,15 -羟基花生四烯酸的浓度 血小板 5 -羟色胺浓度	酶联免疫吸附法、HPLC
CYP2D6	松香烷烃/6 -羟基 - 1,2,3,4 -四氢化-β 咔啉	尿液 6 -羟基 - 1,2,3,4 -四氢化 -β 咔啉/松香烃比值	HPLC - MS/MS
CYP2E1	月桂酸/11 -羟基月桂酸浓度	11 -羟基月桂酸浓度	HPLC、HPLC - MS/MS
CYP3A	皮质醇 胆固醇/4β -羟基胆固醇	皮质醇清除率 尿液 6β -羟基皮质醇/皮质醇比值 血浆 4β -羟基胆固醇浓度 血浆 4β -羟基胆固醇/胆固醇比值	GC - MS、HPLC - MS/MS

注: HPLC,高压液相色谱法;MS/MS,串联质谱法;GC - MS,气相色谱-质谱法。

心力衰竭的多种病理生理改变均涉及相关生物标志物的表达,生物标志物在心力衰竭预测、诊断、指导治疗及预后评估方面发挥着重要的作用。监测心力衰竭患者生物标志物水平是心力衰竭管理的重要部分。ACC/AHA/HFSA 2017 年联合发布的《心力衰竭管理指南》对目前心力衰竭生物标志物临床应用进行了总结(表 5-7),旨在为我国心力衰竭患者的生物标志物管理提供参考,从而改善心力衰竭患者的诊疗和预后。

表 5-7 ACC/AHA/HFSA 2017 年联合发布的《心力衰竭管理指南》对
心力衰竭生物标志物临床应用的推荐[45]

标　志　物	临　床　应　用	推荐等级	证据等级
BNP/NT-proBNP	诊断	I	A
	住院期间预后	I	A
	预防	II a	B
	出院后预后	II a	B
	指导治疗	II b	B
TnI/TnT	住院期间预后	I	A
sST-2,Gal-3	慢性心力衰竭预后	II b	B

注:BNP,B 型钠尿肽(B type natriuretic peptide);NT-proBNP,氨基端前脑钠素(N-terminal pro-brain natriuretic peptide);TnI/TnT,肌钙蛋白 I/肌钙蛋白 T;sST-2,可溶性生长刺激表达基因 2 蛋白(soluble growth stimulation expressed gene 2);Gal-3,半乳糖凝集素 3(galactolectin 3)。美国心脏病学会(American College of Cardiology,ACC)/美国心脏协会(American Heart Association,AHA)/美国心力衰竭学会(American Heart Failure Society,HFSA),根据英国牛津大学循证医学中心制定的证据分级和推荐强度标准,将证据分为 A~D 4 个推荐级别,同时根据所采纳证据的可靠性,将证据分为 I~V 5 个水平。

肿瘤是当前威胁人类健康最严重的疾病之一,寻找早期诊断、指导治疗、评估疗效与预后的高敏感度和特异的肿瘤标志物是攻克恶性肿瘤、解决临床诊治难题关键之一。近年来,肿瘤标志物的研究实现了从传统蛋白质肿瘤标志物到肿瘤细胞或基因组标志物的延伸,相应检测技术飞速发展实现了从静态检测到动态监测,从普通测序技术到高通量测序、单细胞测序乃至人工智能技术的变革(表 5-8)。逐步拓展对肿瘤标志物的深入认识,可为揭示肿瘤疾病演变、临床诊治相关理论,以及肿瘤发生、进展的分子机制和特点提供更多证据,更是推动精准医学发展、提高肿瘤诊治医疗质量和患者生存质量的重要举措。

表 5－8　肿瘤标志物研究进展[46]

项目分类	内　　容	应　用　举　例
肿瘤标志物检测内容	基于基因组和染色体变异的肿瘤标志物	
	基因组突变	DNA 修复途经突变：错配切除修复基因 1/2、X 射线交叉补体 1、着色性干皮病 A/C 型等的突变；抑癌基因突变：P53、细胞周期蛋白 D1、MDM2 等的突变 调节免疫系统和细胞应激等途径突变：IL 及其相关基因肿瘤坏死因子、环氧化酶 2、端粒长度等的突变
	染色体变异	1 号染色体长臂的杂合性缺失 3 号染色体基因杂合性缺失
	基于液体活检的肿瘤标志物	
	ctDNA	单基因分析：肺癌 EGFR 等 多基因分析：bTMB、MSI 等 ctDNA 甲基化异常模式分析
	CTC	定性分析：单细胞基因组、转录组学和（或）蛋白质组学分析 定量分析：CTC 细胞计数
	EV	EV－DNA EV－PD－L1 表达检测 EV－miRNA 和长链非编码 RNA EV－蛋白质组学：外泌体中磷脂酰肌醇蛋白聚糖 1
	基于表观遗传学和代谢组学的肿瘤标志物	
	表观遗传学	DNA 甲基化（单基因/联合多基因）组蛋白乙酰化（组蛋白乙酰转移酶）和去乙酰化（组蛋白去乙化）
	代谢组学	肺癌：细胞色素 P450、氮-乙酰基转移酶、髓过氧化物酶、谷胱甘肽转硫酶等 卵巢癌：异常脂类代谢物溶血磷脂酸和溶血磷脂 前列腺癌：肌氨酸、精氨酸和支链氨基酸、1-硬脂酰甘油、N-乙酰基-3-甲基组氨酸 结直肠癌：2-羟基丁酸盐、门冬氨酸、犬尿氨酸、胱胺
	其他新型肿瘤标志物	CTC-中性粒细胞结合细胞 肠道微生物
肿瘤标志物检测技术	液体活检技术	ctDNA 检测：ARMS、ddPCR、NGS、SuperARMS CTC 富集和检测：如膜滤过分离法、双向电泳法、新开发的 FMSA 及富集 CTC 簇的技术微芯片（Cluster－Chip）等 流式细胞术、细胞搜索系统、生物芯片等
	高通量基因测序技术	基于整个基因组的 NGS：全基因组测序、全外显子组测序 基于肿瘤基因组合：Foundationne CDx 和 MSK－IMPACT 癌症基因检测分析平台 基因甲基化的检测技术：全基因组甲基化测序、450K 甲基化芯片、cEMeDin－seq 第三代单分子测序 RNA－seq
	单细胞精准检测技术	单细胞转录组学分析技术 Slide－seq 技术
	其他新型技术	新型单分子纳米传感器 多色荧光共振能量转移技术 基于人工智能诊断/检测技术

续　表

项目分类	内　容	应　用　举　例
肿瘤标志物检测临床应用	早期筛查和诊断	DNA 甲基化、多个基因甲基化标志物
	指导治疗并预测疗效	PD－L1+、MSI－High/dMMR: ICI 被批准用于难治性转移性胃食管癌的三线治疗
		ctDNA 变化: 肺癌靶向治疗
		单细胞代谢表型分析: 预测肺癌靶向治疗或化疗疗效
	预测复发转移和预后	Safe－SeqS 技术连续监测 tDNA 水平: 监测 M 期非转移性结直肠癌患者术后复发
		无创液体活检测试(EPI): 前列腺癌预后

注: ctDNA,循环肿瘤 DNA (circulating tumor DNA); CTC,循环肿瘤细胞 (circulating tumor cell); EV,细胞外囊泡 (extracellular vesicle); PD－L1,程序性死亡配体 1 (programmed death ligand 1); IL,白介素 (interleukin); dMMR,错配修复缺陷 (mismatch repair deficiency); ARMS,突变阻滞扩增系统 (amplification refractory mutation system); ddPCR,微滴式数字 PCR (droplet digital PCR); NGS,第二代测序技术 (next-generation sequencing); bTMB,血液肿瘤突变负荷 (blood tumor mutation burden); MSI,微卫星不稳定性 (microsatellite instability); RNA－seq,RNA 测序 (RNA sequencing); ICI,免疫检查点抑制剂 (immune checkpoint inhibitor); EGFR,表皮生长因子受体 (epidermal growth factor receptor); MDM2,鼠双微体 2 (murine double minute 2)。

　　内源性生物标志物的研究还有一些不足,需更多研究进一步阐明其临床应用价值: ① 在某些研究选取的评价代谢酶活性的方法中,待评价的代谢酶不是该评价指标的主要影响因素,无法有效地评价酶活性,如 CYP2C19 酶活性的评价指标和二羟基二十碳三烯酸 (dihydroxyeicosatrienoic acid, DHET)水平不仅与 CYP2C19 酶活性有关,同时与环氧化物水解酶有关,未来需要选取更合适的评价方法或开发特异性更好的生物标志物进行研究,证明内源性生物标志物的可靠性。② 有些代谢酶的内源性生物标志物经过一定的临床研究后存在一些问题,如某些代谢产物(如 5－羟色胺和 4β－羟基胆固醇)半衰期过长,难以评价酶的快速变化,某些评价酶活性的方法与外源性探针代谢结果无显著相关性(如 6β－羟基皮质醇/皮质醇),提示需选择更可靠的内源性生物标志物或评价方法。③ 某些内源性生物标志物已通过临床研究证明其评价代谢酶活性的可行性[如反式 3′－羟基烟碱 (3HC)/可替宁(COT)和皮质醇清除率],但这些内源性生物标志物如何更好地用于临床评价还需要深入研究。

第三节　药效学评估及治疗方案优化

一、临床治疗中的药效学评估

　　药效学研究内容包括验证药物在不同系统/模型中的有效性,表征药物作用的量效、时效关系,探索药物的给药方案,以及阐明药物的作用机制。药物上市后进一步的药效学研究可为新适应证或联合用药开发、药物工艺变更及药物的迭代开发提供数据支持。药效学研究涉及体外试验和体内试验。体外试验是在分子、细胞、离体组织或器官等水平上的研究,可初步了解药物的作用和机制,一般在新药的早期研发阶段开展。体内试验是在生物整体水平上的研究,是支持临床拟用适应证有效性的重要依据。

　　以抗凝药物治疗为例,直接口服抗凝剂(direct oral anticoagulant,DOAC)已成为预防非瓣膜性心房颤动(nonvalvular atrial fibrillation,NVAF)患者的卒中和全身栓塞,以及治疗/预防静脉血栓栓塞(venous thromboembolism,VTE)的一线治疗方法。目前,已上市的DOAC包括达比加群酯(一种选择性抗Ⅱa因子抑制剂)和三种直接抗Ⅹa因子抑制剂:阿哌沙班、艾多沙班和利伐沙班。根据该类药物自身药理学特征,以及可预测的剂量反应,使其可按照固定剂量给药,无须根据凝血参数进行剂量调整[47]。但现有Ⅲ期临床试验结果显示,DOAC类药物的血药浓度存在高度个体间变异,DOAC血浆浓度水平与随访期间血栓/出血并发症之间存在显著关联[48]。在长期抗凝治疗的随机评估试验的药动学分析中,较高的达比加群谷浓度与血栓栓塞低风险和出血事件高风险率相关[49]。此外,药物浓度和抗凝效果的实验室评估可能有助于临床医生在紧急情况(危及生命的出血或急性卒中管理)下长期使用,以及特殊情况(肥胖或老年患者等)下制订药物治疗方案[50]。

　　DOAC测定的最佳实验室方法取决于其检测的敏感性、特异性,以及检测所需时间[51,52]。凝血检测方面,临床上可采用凝血酶原时间(prothrombin time,PT)、活化部分凝血活酶时间(activated partial thromboplastin time,APTT)和凝血活酶时间(thromboplastin time,TT)等基于血块的检测方法。但达比加群和利伐沙班的凝血活酶时间延长呈浓度依赖性,且受不同试剂差异的影响较大。与利伐沙班相比,无论使用何种凝血活酶,PT 对达比加群的反应都较低[53-56]。随着达比加群和利伐沙班浓度的增加,APTT 呈非线性延长,对利伐沙班的敏感性低于达比加群[57-62]。TT 对达比加群高度敏感,且不受直接抗Ⅹa 因子抑制剂的影响。但延长 TT 并不一定等同于高达比加群水平,正常 TT意味着达比加群很少或根本不存在[62-64]。PT、APTT、TT 和活化凝血时间评估DOAC 的相关性差、敏感性差,且正常范围与使用 DOAC 治疗时靶标范围有很大重叠[65-67]。因此,非特异性凝血试验缺乏足够的反应性来检测 DOAC[68,69]。在定量检测 DOAC 药物方面,准确的方法是使用 LC‐MS/MS、药物校准血块法或显色法测定浓度[70]。由于 LC‐MS/MS 具有高度的特异性、敏感性、选择性和重现性,被认为是 DOAC 检测的金标准方法,在临床研发中常被用来评价DOAC 的药动学[71-73]。然而,一些因素限制了其在临床实践中的广泛应用,如复杂烦琐的样品制备步骤、技术的复杂性和仪器的可用性[74]。药物测定和监测可以使用校准的稀释凝血酶时间(diluted thromboplastin time, DTT)、蛇静脉酶显色试验(ECA),以及抗Ⅱa 或Ⅹa 因子抑制剂的显色法近似代替 LC‐MS/MS的方法。

二、药物治疗方案优化

完备和优化治疗方案,体现在对疾病治疗时是否已经考虑到全方位用药及治疗手段,全面性治疗和重点性治疗及其程序是否合理得当,药物应用是否适时适量、恰到好处,并具有优化组合治疗功能,符合循证医学的科学性,充分发挥出最好的治疗作用。对诊断明确的病例与一时还未能确诊的病例、对无并发症的单一病种患者与患多种病症的患者、对体质好的患者与体质差的患者等,采用的治疗方案或治疗组合会有很大的差别。

例如,在选用抗菌药物治疗微生物感染时除了需要考虑抗菌谱外,还应充分了解每种抗菌药物的药动学特点、患者的具体生理病理情况、该地区的流行病学情况等,再依据不同种类的抗菌药物药动学/药效学参数制订合理的临床给药方案。依据不同的药动学/药效学参数,抗菌药物可分为时间依赖性、时间依赖性且抗生素的后效应(postantibiotic effect, PAE)较长、浓度依赖性三类。因此,通过抗菌药物的药动学/药效学理论,依据时间依赖性及浓度依赖性抗菌药物的特点,对其治疗方案进行优化,以保证药物在体内能最大限度地发挥药效,从而防止或减缓细菌耐药性的产生[75]。β-内酰胺类属于当前临床使用广泛的一类广谱抗菌药物,而近些年β-内酰胺类抗菌药物耐药现象呈现出愈发严重的趋势,做好对此类抗菌药物耐药的控制,积极优化抗感染治疗方案是亟待解决的问题。药动学/药效学理论能够将抗菌药物药动学指数、药效学指数进行统一分析,全方位体现抗菌药物、细菌及机体三者间的相互关系,为临床抗感染治疗、控制耐药等提供了重要的指导作用[76]。

随着医改的不断深入,医疗价格、药品流通、医保支付方式等政策的落地实施,控制医疗成本、加强药品管理和促进合理用药已成为医疗机构药事管理工作的重中之重[77]。疾病诊断相关分组(diagnosis-related group,DRG)是一种新型付费方式,一般按照患者疾病诊断、治疗方式、年龄、性别、并发症、伴随症、病症严重程度及转归等因素分为若干诊断组,既考虑疾病严重程度、复杂性,又关注医疗需要和医疗资源的使用强度[78]。据文献报道[79,80],临床药师在按 DRG 付费下,可从药物有效性、安全性、经济性和适宜性等角度出发,在促进临床合理用药中发挥重要作用。例如,通过处方医嘱审核、点评及组内药物治疗方案对比分析来发现潜在的用药风险,通过药物经济学、药物利用研究等工具优化医院药品目录,通过药学门诊、基因检测、治疗药物监测(therapeutic drug monitoring,TDM)、多学科协作诊疗(multidisciplinary team,MDT)等附加药学服务提高时间和费用效率等。

治疗方案的优化是在完备治疗方案的基础上根据诊断和患者病情的轻重缓急状态或不同病情时段及患者原有的体质状况等因素,对用药或治疗手段的先后顺序及时间选择点进行综合分析考虑,使每一种用药或治疗手段都是合理得当的,并选择最优、最适宜且副作用或不良反应最小,患者依从性最佳的治疗用药或治疗手段。组合应用的药物之间有互补或起相加促进作用,达到最好的治疗效果,而不是相克、相互抵消或起相反作用,更不是组合应用后不良反应加大而对患者造成损害,同时应能缩短疗程,减轻患者经济负担,充分发挥最佳的治疗作用,提高治愈率。

第五章
关键知识点

第五章
习题

第五章
参考文献

(刘志艳 向 倩)

恒速输注给药与多次给药

本章学习目标

1. 掌握以下术语的含义：稳态血药浓度、药物蓄积、蓄积比、负荷剂量、维持剂量等。

2. 掌握稳态血药浓度的影响因素及恒速输注给药后药物半衰期与达到稳态所需的时间之间的关系。

3. 掌握根据单次给药剂量的血浆药物浓度-时间曲线，预测固定剂量和固定给药间隔时的血浆药物浓度-时间曲线的方法。

4. 掌握通过已知的半衰期和负荷剂量，计算维持治疗水平所需的维持剂量的方法，反之亦然。

5. 理解时间依赖性药动学机制并能举例说明。

6. 理解在最佳给药方案设计和多次给药方案的应用中，如何权衡药物的预期效应与不良影响的方法。

从单次给药到连续多次给药，给药方案涉及不同的给药方式。本书第一章中已经介绍了单次静脉注射给药的药动学特征，其可迅速达到较高的血药浓度，但难以稳定维持药物在血浆或组织中的浓度及在机体中的药理学效应。在本章节中，我们将对持续和长期给药的情况进行介绍。首先是恒速静脉输注给药，此种给药方式在一段时间内将药物以一定速率持续输入静脉血中，可维持稳定的血药浓度，避免出现过大幅度血药浓度波动；其次是多次给药方案，即间隔一定时间重复给药，给药频率和持续时间依据不同情况而定；最后介绍时间依赖性药动学及药效学和药物耐受性相关考虑。本章节探讨了如何通过恒速输注给药或者多次给药原理使得药物在体内达到理想的暴露量，为合理用药方案的设计奠定基础。

第一节　恒速输注给药药动学

当静脉输注给药的目的是达到并维持体内稳定的血浆浓度或稳定的药量时,称为恒速输注给药。与单剂量推注(i.v. bolus)极短暂的持续时间(3~5 min 以内)相反,恒速输注给药的持续时间通常较长。重组组织型纤溶酶原激活物(recombinant tissue-type plasminogen activator, rt－PA)是一种用于治疗心肌梗死的药物,某患者静脉恒速输注 rt－PA 后的体内药动学特征如图 6-1 所示。以 1.4 mg/min 的速率恒速输注 80 min,停药后体内药物浓度立即下降[1]。

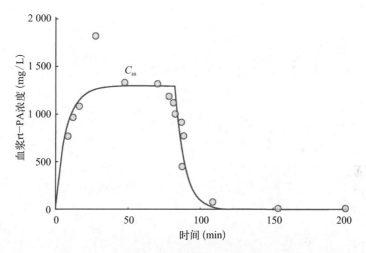

图 6-1　rt－PA 静脉恒速输注给药药动学特征[1]

近年来,作为恒定速率给药方法之一的匀速释放装置和系统也得到了广泛应用。这些装置和系统可以被放置在不同的身体部位稳定递送药物,持续时间从数小时到数年不等。例如,皮下埋植避孕剂作为一种缓慢释放孕激素的长效可逆避孕方法,除具有高效、简便、可逆、安全等优点外,其有效性长达 5年。为了更容易理解恒速输注给药时的药动学基本机制,本节将主要介绍静脉恒速输注给药情况下药动学特征,血管外匀速释放系统的药动学特征也可借鉴本节内容。

一、药物浓度与时间关系

在恒速输注给药过程中,假设药物可迅速随血液分布到机体各组织器官并达到血浆、组织与体液之间的动态平衡,则在输注过程中的任何时间,体内药量的变化率为药物输注速率和消除速率之间的差值。

药物以恒定速度静脉滴注给药的血药浓度-时间曲线如图 6-1 所示,血药浓度 C 随时间的增加而递增,直至达到稳态血药浓度 C_{ss}。其中影响平台期体内药量及稳态血药浓度 C_{ss} 的两大因素是输注速率和消除速率常数。

在药物恒速输注过程中,药物以恒定速度(以速率常数 k_0 表示)进入血管,同时在体内以一级速率常数消除,体内药量(A)的变化速度等于输注速度与消除速度(以消除速率常数 k_e 表示)之差,由此可建立以下关系

$$\frac{\mathrm{d}A}{\mathrm{d}t} = k_0 - k_e \times A \qquad (6-1)$$

当 $t=0$,$A=0$ 时用拉普拉斯变换求原函数得

$$A = \frac{k_0}{k_e} \times (1 - e^{-k_e t}) \qquad (6-2)$$

因 $C = \dfrac{A}{V}$,V 为表观分布容积,得

$$C = \frac{k_0}{V k_e} \times (1 - e^{-k_e t}) \qquad (6-3)$$

当 $t \rightarrow \infty$,则 $e^{-k_e t} \rightarrow 0$,得到稳态血药浓度计算公式如下

$$C_{ss} = \frac{k_0}{V \times k_e} \qquad (6-4)$$

在临床实际输注过程中,研究者或医师往往更关注达到稳态的时间,或者达到稳态的某一百分数(如 90%)的时间。理论上,静脉输注给药后达到稳态前的任一时间的血药浓度均小于稳态时的血药浓度,因此任一时间点的血药浓度值都可用 C_{ss} 的百分数来表示,即达到稳态浓度的分数,以 f_{ss} 表示,则由式(6-3)及式(6-4)可得

$$f_{ss} = 1 - e^{-k_e t} \qquad (6-5)$$

为了方便计算经过多个半衰期的达稳分数,使用经过 $t_{1/2}$ 的个数 n 来表示时间,则上式可变为

$$f_{ss} = 1 - e^{-0.693n} \qquad (6-6)$$

整理得

$$n = -3.32 \times \lg(1 - f_{ss}) \qquad (6-7)$$

由上式可以计算得出,经过 3、5、7 个半衰期之后,药物浓度分别达到稳态的 87.5%、93.7% 和 99.2%;同时可知,若想达到稳态浓度的 99%,至少需要恒速输注达到 6.64 个半衰期的时间。

综上所述,稳态血药浓度水平取决于恒速输注速率与清除率,而达到稳态血药浓度水平所需要的时间取决于药物的消除半衰期,与恒速输注的速率无关。临床实际工作中,需要的输注速率可根据期望达到的稳态血药浓度水平参考如上公式计算得到。

二、输注停药后药动学

输注停药后药动学包括两种情况:恒速静脉输注达稳态后停止给药与在达稳态前停止给药。下面将讨论两种不同情况下的药动学参数估算。

(一) 达稳态后停止给药

在恒速输注给药过程中,假设药物可迅速随血液分布到机体各组织器官并达到血浆、组织与体液之间的动态平衡。药物到达稳态后停止输注,血药浓度下降,通过测定下降过程中不同时间(t')的血药浓度,将血药浓度取对数($\lg C$)对 t' 作图可得一直线,用下式表示

$$\lg C = -\frac{k_e \times t'}{2.303} + \lg \frac{k_0}{k_e \times V} \qquad (6-8)$$

对其进行线性回归,从其斜率可求得消除速率常数 k_e,从其截距可求得表观分布容积 V。

(二)达稳态前停止给药

在临床上,一般药物的静脉滴注时间为 $1 \sim 4$ h,因此半衰期长的药物无法在停止输注前达到稳态。假设停药发生时开始计算的时间为 T,如果在未达稳态前就停止输注,类似静脉给药一级消除过程,则达稳态前停止滴注后血药浓度变化可用下式表示

$$\lg C = \lg \frac{k_0}{k_e V} \times (1 - e^{-k_e T}) - \frac{k_e t'}{2.303} \qquad (6-9)$$

式中,t' 为输注结束后时间;T 为停药时间。经线性回归后,与达稳态后停药药动学参数计算相似,从其斜率可求得消除速率常数 k_e,从其截距可求得分布容积 V。

三、快速静脉注射同时恒速输注

对于半衰期较长的药物,在恒速输注给药后达到稳态需要的时间也更长,如依替巴肽的半衰期为 2.5 h,需要 8.3 h(2.5 h×3.32)的恒速输注才能达到稳态浓度的90%。在临床某些急性情况下,药物需要尽快达到稳态浓度发挥药效,长半衰期药物难以实现。为了解决这个问题,可以先静脉注射负荷剂量(A_0'),使血药浓度立即达到或者接近稳态平均药物浓度水平,同时开始恒速输注,此时血药浓度可以使用静脉注射与恒速输注两个公式来表示,即

$$C = \frac{A_0'}{V} \times e^{-k_e T} + \frac{k_0}{k_e V} \times (1 - e^{-k_e t}) \qquad (6-10)$$

可通过此公式计算得出同时静脉注射与恒速滴注开始后各个时间的血药浓度。

四、缓慢分布特征

前面的内容中,我们均假设在恒速输注给药过程中,药物可迅速随血液分布到机体各组织器官并达到血浆、组织与体液之间的动态平衡,然而实际生理过程可能会由于药物在组织中的分布缓慢而更加复杂。血浆浓度趋于稳态的过程、停止输注后浓度下降的时间过程,以及联合快速静脉注射和恒速输注后浓度变化的时间过程,均难以通过药物终末半衰期的简单函数进行表征。例如,静脉麻醉药丙泊酚是一种亲脂性药物,组织分布相对缓慢。当丙泊酚恒速输注时,血药浓度在前 20 min 内迅速上升,然后以一个相对较低的速度继续上

升,如图6-2所示,这是药物先在血液和脑组织之间快速平衡,然后在血液与肌肉等组织之间缓慢平衡的结果[2]。在静脉给药后,丙泊酚在血液和高灌注的脑组织中的平衡非常迅速(1~3 min),由于其快速分布的特点,即使没有给予负荷剂量,麻醉效果也会快速产生。药物在脑组织与血液间的迅速平衡,而在血液与肌肉等组织间的平衡则需要更多的时间。因此,在需要维持相对较长的给药时间时,后期应该降低输注速率,否则血液和脑组织中高浓度的药物可能会导致患者的过度麻醉。

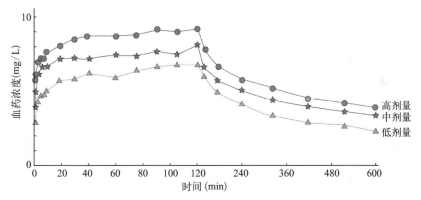

图6-2 静脉麻醉药丙泊酚恒速输注血药浓度-时间示意图[2]

第二节 多次给药药动学

临床上有些药物,如镇痛药、催眠药及止吐药等,只需单次给药即可获得期望的疗效,此类药物一般不必再次给药来维持其疗效,通常采用单次给药。例如,本章第一节讲述的恒速输注给药方式,尽管具有诸多优点,但其在临床上并不是最常用的给药方式。在临床实践中,大多数需要维持连续或长期治疗的药物,临床往往需按照一定的剂量、一定的给药间隔,经多次重复给药才能使血药浓度保持在一定的有效浓度范围内,达到预期疗效。

一、药物蓄积原理

(一)蓄积至稳态的最大浓度和最小浓度
临床上为维持有效的血药浓度、达到期望的疗效,常常采用多次给药的方式。药物通常以固定剂量、固定时间间隔为给药基础,如每次给药 50 mg,每日 3 次;或每次给药 20 mg,每日 1 次。在这种给药模式下,药物在体内的浓度和含量上下波动,并最终像静脉注射给药一样总体逐渐上升并趋于稳态。按一级过程处置的药物经连续多次给药后,血药浓度可呈现有规律的波动,如图 6-3 所示。

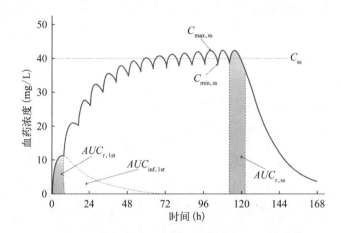

图 6-3　药物经连续多次给药的血药浓度-时间曲线

药物血浆浓度的蓄积效应(accumulation)表现为持续上升的锯齿状曲线,在每个给药间隔内上下波动(fluctuation)。蓄积效应出现的原因在于下一次给药时前次给药的药物还没有完全被消除。重复给药的蓄积效应会持续直至达到稳态饱和状态,也就是平台期(plateau),达稳之后两次给药间隔内不再出现浓度上升效应,首次剂量的药物在体内也无残留,稳态血药浓度的上下波动在之后的给药间隔内不断重复。

对于一房室静脉注射给药,按照等间隔和等剂量给药,假设首次静脉注射给药后体内的最大药量为 $A_{\text{max, 1st}}$,经时间 τ(给药间隔时间),给予第二次静脉注射前的瞬间体内药量即为第一次给药的最小药量 $A_{\text{min, 1st}}$,它们可用下列方程表示

$$A_{\text{max, 1st}} = A_0 \qquad\qquad (6-11)$$

$$A_{\text{min, 1st}} = A_0 \times e^{-k_e\tau} \qquad\qquad (6-12)$$

每次给药后在时间 t 时体内剩余的药物分数表示为函数 e^{-k_et},所以多次给药后的体内药物量等于每次给药后体内残留量的总和。连续给药至第 n

次,体内的最大药量$(A_{\max, n})$和最小药量$(A_{\min, n})$分别表示为

$$A_{\max, n} = A_0 \times (1 + e^{-k_e\tau} + e^{-2k_e\tau} + \cdots + e^{-(n-1)k_e\tau}) \tag{6-13}$$

$$A_{\min, n} = A_0 \times (1 + e^{-k_e\tau} + e^{-2k_e\tau} + \cdots + e^{-(n-1)k_e\tau}) \times e^{-k_e\tau} \tag{6-14}$$

将式(6-13)两边同时乘以$e^{-k_e\tau}$,则

$$A_{\max, n} \times e^{-k_e\tau} = A_0 \times (1 + e^{-k_e\tau} + e^{-2k_e\tau} + \cdots + e^{-nk_e\tau}) \tag{6-15}$$

将式(6-13)和式(6-15)相减,得到

$$A_{\max, n} \times (1 - e^{-k_e\tau}) = A_0 \times (1 - e^{-nk_e\tau}) \tag{6-16}$$

$$A_{\max, n} = A_0 \times \left(\frac{1 - e^{-nk_e\tau}}{1 - e^{-k_e\tau}}\right) \tag{6-17}$$

$$A_{\min, n} = A_0 \times \left(\frac{1 - e^{-nk_e\tau}}{1 - e^{-k_e\tau}}\right) \times e^{-k_e\tau} \tag{6-18}$$

相应的血药浓度可以通过以上等式除以药物分布容积(V)求得。当稳态给药,$n \to \infty$ 时,$e^{-nk_e\tau} \to 0$,因此,稳态时的最大和最小血药浓度可以简化为

$$C_{\max, ss} = \frac{A_{\max, n}}{V} = \frac{A_0}{V} \times \left(\frac{1}{1 - e^{-k_e\tau}}\right) \tag{6-19}$$

$$C_{\min, ss} = \frac{A_{\min, n}}{V} = \frac{A}{V} \times \left(\frac{1}{1 - e^{-k_e\tau}}\right) \times e^{-k_e\tau} \tag{6-20}$$

假如一个静脉注射药物的半衰期为16.7 h,分布容积为10 L,按照每日1次、每次200 mg的给药方案,可以推算出达到稳态时药物的最大浓度和最小浓度分别为

$$C_{\max, ss} = \frac{A_{\max, n}}{V} = \frac{200 \text{ mg}}{10 \text{ L}} \times \left(\frac{1}{1 - e^{-\left(\frac{0.693}{16.7 \text{ h}}\right) \times 24 \text{ h}}}\right) = 31.64 \text{ mg/L}$$

$$C_{\min, ss} = \frac{A_{\min, n}}{V} = \frac{200 \text{ mg}}{10 \text{ L}} \times \left(\frac{1}{1 - e^{-\left(\frac{0.693}{16.7 \text{ h}}\right) \times 24 \text{ h}}}\right) \times e^{-\left(\frac{0.693}{16.7 \text{ h}}\right) \times 24 \text{ h}} = 11.64 \text{ mg/L}$$

(二)稳态时的平均药量和平均药物浓度

稳态时体内的平均药量可以根据稳态时"平均输出速率等于平均输入速率"

的特征进行计算。平均输入速率为给药剂量除以相对应的给药间隔,平均消除速率是平均消除速率常数乘以药量,或者平均清除率乘以药物浓度,公式如下

$$\frac{F \times \text{dose}}{\tau} = k_e \times A_{\text{av, ss}} = CL \times C_{\text{av, ss}} \qquad (6\text{-}21)$$

式中,F 为药物的生物利用度;dose 为每次给药剂量;τ 为给药间隔;$A_{\text{av, ss}}$ 是在稳态时给药间隔时间内的平均药量;CL 为清除率;k_e 为消除速率常数;$C_{\text{av, ss}}$ 表示稳态时的平均血药浓度。

根据式(6-21)和 $k_e = 0.693/t_{1/2}$ 进行转换,进一步得到稳态平均药量和稳态平均血药浓度的计算公式

$$A_{\text{av, ss}} = 1.44 \times F \times \text{dose} \times \frac{t_{1/2}}{\tau} \qquad (6\text{-}22)$$

$$C_{\text{av, ss}} = \frac{F \times \text{dose}}{CL \times \tau} \qquad (6\text{-}23)$$

以上的基本关系式说明稳态时体内平均药量取决于给药速率(dose/τ)、生物利用度和半衰期($t_{1/2}$),稳态时平均血药浓度取决于给药速率、生物利用度和清除率。

由此可知,药物蓄积并不完全取决于药物特性,血药浓度的蓄积程度是给药频率相对于药物半衰期的结果。如图6-4所示,从曲线A可以看出,当给药间隔从一个半衰期改为半个半衰期的时候,药物浓度蓄积的程度加倍,但到达稳态的时间没有改变。

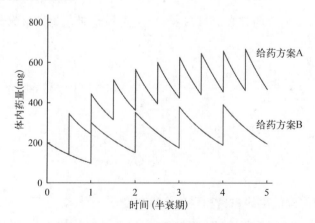

图6-4 给药频率决定蓄积程度示意图(时间以半衰期为单位)

（三）达稳态的蓄积速率

多次给药时药物浓度达到稳态的时间完全取决于药物的半衰期。表 6-1 列出了用于治疗精神分裂症的药物阿立哌唑在各给药间隔时的最小药量与稳态时的最小药量比值。阿立哌唑的半衰期约为 4 日，给药方案为每次 10 mg，每日 1 次。如表 6-1 所示，阿立哌唑的体内药量需要经过一个半衰期（4 日）或 4 次剂量，才能达到最小稳态药量的 50%；同理，体内药量需要两个半衰期（8 日）或 8 次剂量，才能达到最小稳态药量的 75%，以此类推，一般连续用药 14 日以上达到稳态的约 90%。

表 6-1　每日服用阿立哌唑的达稳态过程

参　数	0日	1日	2日	4日	8日	12日	14日	16日	20日	24日	∞
给药次数(n)	0	1	2	4	8	12	14	16	20	24	∞
最小药量/最小稳态药量	0	0.16	0.29	0.50	0.75	0.875	0.91	0.94	0.97	0.98	1.00

较高的给药频率会导致较高的药物积累，也使得稳态时体内药量的波动较小，即最大稳态药量和最小稳态药量相对于平均值的差异较小。根据式（6-17）和式（6-18），在达到稳态的过程中，体内药量最小值和最大值的变化规律相同，可以用下式表示达稳过程中的最大和最小药量与最大和最小稳态药量的关系。

$$\frac{A_{max,\,n}}{A_{max,\,ss}} = \frac{A_{min,\,n}}{A_{min,\,ss}} = 1 - e^{-nk_e\tau} \qquad (6-24)$$

$n\tau$ 是给药经过的总时间，以给药间隔的倍数表示。此式与恒速输注后药物在体内上升到平台的式子相似。当给药频率不断增加直至给药间隔趋于无限小时，即是恒速给药过程。可见，在所有给药方案中，达到体内平均药量的时间过程是相同的，但给药间隔越大，体内药量波动越大。

（四）蓄积比

经多次给药后，药物在体内有蓄积的现象，其蓄积程度可以用蓄积系数 R_{ac} 表示，其定义为稳态药量与第一次给药间隔内的药量之比或稳态平均血药浓度与第一次给药间隔内的平均血药浓度之比，即

$$R_{ac} = \frac{A_{max,\,ss}}{A_{max,\,1st}} = \frac{A_{min,\,ss}}{A_{min,\,1st}} = \frac{C_{av,\,ss}}{C_{av,\,1st}} = \frac{\int_0^\tau C_{ss}\mathrm{d}t}{\int_0^\tau C_{1st}\mathrm{d}t} = \frac{1}{1 - \mathrm{e}^{-k_e\tau}} \qquad (6-25)$$

在临床药理学研究中，通常计算药物暴露量的参数，使用以下三种蓄积比值计算方法评价药物在稳态时的蓄积情况。

第一种计算方式，稳态给药间隔内药物曲线下暴露面积（$AUC_{\tau,\,ss}$）与第一次给药后相同给药间隔内药物曲线下暴露面积（$AUC_{\tau,\,1st}$）的比值，即

$$R_1 = \frac{AUC_{\tau,\,ss}}{AUC_{\tau,\,1st}} = \frac{C_{av,\,ss}}{C_{av,\,1st}} \qquad (6-26)$$

R_1 代表的是稳态平均药量或稳态平均药物浓度的蓄积程度。如图 6-4 所示，对于同一个药物的不同给药方案，药物半衰期不变，给药频率越快时，稳态平均药量或稳态平均浓度的蓄积程度越大。因此，式（6-26）计算得到的 R_1 大于 1 的程度就越高。

第二种计算方式，稳态给药间隔内药物最大或最小浓度（$C_{max,\,ss}$ /$C_{min,\,ss}$）与第一次给药后相同给药间隔内药物最大或最小浓度（$C_{max,\,1st}$ /$C_{min,\,1st}$）的比值，即

$$R_2 = \frac{C_{max,\,ss}}{C_{max,\,1st}} = \frac{C_{min,\,ss}}{C_{min,\,1st}} \qquad (6-27)$$

R_2 代表的是稳态最大药物浓度或最小药物浓度的蓄积程度。与 R_1 同理，如果 R_2 大于 1 程度越高，代表给药频率越快，给药间隔越短，蓄积程度越大。

第三种计算方式，稳态给药间隔内药物曲线下暴露面积（$AUC_{\tau,\,ss}$）与第一次给药后药物曲线下暴露面积（$AUC_{inf,\,1st}$）的比值，即

$$R_3 = \frac{AUC_{\tau,\,ss}}{AUC_{inf,\,1st}} \qquad (6-28)$$

通常情况下，药物的体内代谢清除速率是固定不变的，因此清除率是固定的，不随时间的变化改变，此时 R_3 等于 1。如果 R_3 显著大于 1，则代表清除率随着给药次数的增加而显著减小，表明可能存在药物对代谢酶的自抑制。如果 R_3 显著小于 1，清除率随着给药次数的增加而显著增加，则说明药物可能存在对代谢酶的自诱导。上述现象产生的原因和影响将在本章第三节中详细讨论。

二、初始剂量和维持剂量

（一）初始剂量和维持剂量的关系

在临床实际应用中，有时需要药物暴露量迅速达到较高水平以发挥预期疗效。因此，为了快速达到治疗水平，往往需要给予一个较大的首次药物剂量，称为初始剂量（priming dose）或负荷剂量（loading dose，LD）。例如，西罗莫司的半衰期约为 2.5 日，通常的口服维持剂量为每次 2 mg，每日 1 次，按照此给药方式，西罗莫司的血药浓度达到平台期大约需要 1 周。西罗莫司作为一种免疫抑制剂，常用于预防器官移植后的排斥反应，长达 1 周的达稳时间不利于降低器官排斥风险。在实际应用中，患者往往首先使用负荷剂量 6 mg，此后每日 2 mg，便可以在第 1 日就达到平台期所需要的体内暴露水平。

初始剂量用于快速达到治疗效果，后续使用的剂量，即维持剂量（maintenance dose，MD）用于补充每个给药间隔的消除药量以维持治疗效果。因此，维持剂量即为负荷剂量与给药间隔末体内滞留药量 $LD \cdot \mathrm{e}^{-k_e\tau}$ 的差值，即

$$MD = LD \times (1 - \mathrm{e}^{-k_e\tau}) \tag{6-29}$$

$$LD = \frac{MD}{(1 - \mathrm{e}^{-k_e\tau})} = R_{\mathrm{ac}} \times MD \tag{6-30}$$

式中，$1 - \mathrm{e}^{-k_e}$ 为给药间隔丢失分数。

负荷剂量与维持剂量的比值取决于给药间隔 τ 和半衰期 $t_{1/2}$，等于蓄积系数 R_{ac}。当 $\tau = t_{1/2}$，剂量比例 = 2；当 $\tau > t_{1/2}$，剂量比例 < 2；当 $\tau < t_{1/2}$，剂量比例 > 2。

（二）药物在有效治疗范围的维持

对高、中、低治疗指数和不同半衰期的药物实现有效治疗的剂量方案往往是不同的。在治疗窗内维持药物浓度的难易程度取决于药物的治疗指数、药物半衰期和给药方便性。

对于半衰期小于 30 min 的药物，若想维持药物浓度则需要频繁注射，在临床实施困难较大，如肝素和艾司洛尔，半衰期分别约为 30 min 和 10 min。在应用此类药物的时候通常需要滴注给药，以维持药物达到稳态发挥效应。青霉素的半衰期为 30 min，而其在临床上常用的给药间隔是 4~6 h，比半衰期长许

多。这是因为该给药方案保证了血浆药物浓度在给药间隔的大部分时间内高于大多数青霉素敏感的微生物的最低抑菌浓度,长于半衰期的给药间隔可以满足药物临床治疗效应。随着给药间隔增加,大约是 3~5 个半衰期时,药物的蓄积程度可以忽略不计。

对于半衰期大于 30 min 而小于 8 h 的药物,影响治疗方案的主要因素是治疗指数和给药的方便性。对于半衰期较低,但治疗指数高的药物,可以降低给药频率,每间隔 1~3 个半衰期给药一次,甚至更短,如非甾体抗炎药布洛芬的半衰期约为 2 h,但每 6 h 甚至 8 h 的给药间隔便足以有效治疗各种炎症。而治疗指数相对较低的药物则必须每隔大约 1 个半衰期给药一次,或者以更高的频率,甚至通过输注给药。例如,半衰期为 6~8 h 的茶碱,需要每日给药 3~4 次或者通过减缓药物从剂型中的释放来实现更方便地给药。

对于半衰期在 8~24 h 的药物,最方便和最理想的方案是每个半衰期给药一次。在希望立即达到稳态的情况下,初始剂量需是维持剂量的两倍,体内最低和最高剂量分别相当于一次和两次维持剂量。

对于半衰期大于 24 h 的药物,每日给药 1 次最为常见和方便,并可提高患者对处方方案的依从性。对于一些半衰期很长(大约数周或更长)且治疗指数中等至相对较高的药物,每周或者更长时间间隔给药 1 次即可,如用于预防疟疾的甲氟喹(半衰期为 3 周),以及用于治疗骨质疏松的双膦酸盐阿仑膦酸盐(在骨中保留并从中缓慢释放,半衰期为数年)。

若希望在较短时间内产生治疗效果,可考虑首先给予负荷剂量。然而,口服大剂量药物的副作用(如胃肠道副作用)或药物在体内的急性高浓度引起的毒性反应可能导致该药物不可以使用负荷剂量,因此决定是否给予较大的初始剂量通常是一个临床需要考虑的实际问题。

第三节　时间依赖性药动学

一、药物诱发时间依赖性药动学

(一)定义与机制

研究药动学特征随时间的变化即为时间依赖性药动学。导致药物的药动学特征随时间变化的最常见的原因是药物对自身代谢酶的诱导或者抑制作用。部分药物在长期反复给药后会加速该药自身或其他药物的代谢,这种现象称为酶的诱导,该药物称为药物代谢酶的诱导剂。酶的诱导作用是机体组织对外源物刺激的一种适应性调节过程,导致组织对药物的代谢能力增强。酶的诱导作用会使一些特定的药物代谢酶的含量或者活性增加,通常表现为药物的药理活性减弱。同样,部分药物也可以抑制代谢酶。此类药物通过破坏酶前体、抑制酶的合成和与酶形成复合物等多种途径来抑制药物的代谢,使得药物的药理活性增加,甚至安全性风险增加。除此之外,导致药物的药动学特征随时间变化的另一个原因是持续使用肾毒性药物导致的肾功能下降。

(二)评价参数与治疗学意义

肝脏是药物代谢的主要器官之一,人体内药物代谢酶的诱导程度可以通过药物清除率的增加、血药浓度的下降、血浆中 γ-谷氨胺转移酶或胆红素的增加、尿中 D-葡萄糖二酸或者 6β-羟基皮质甾醇的增多进行评价。虽然这些指标不能作为人体内药物代谢酶诱导的直接证据,但可为酶的诱导作用提供可能的解释。

在判断是否存在时间依赖性药动学特征时,通常需要对信息进行系统分析。此分析可使用以下步骤完成:① 将观察结果与线性动力学的预期结果进行比较,通过将观察值与时间或药动学参数标准化到某一特定的剂量,线性动力学条件下,观测值随时间叠加,参数值应不随剂量变化;② 鉴别发生改变的药动学参数及改变的方向,即随着时间的进程药动学参数是增加还是减小;③ 确定可能受影响的主要药动学参数 CL_H、CL_R、V、k_a 和 F。同时评估 f_u 是否改变;④ 考虑机制是否与观察到的变化一致。

如图 6-5 所示,卡马西平在重复口服给药时其峰值浓度的降低,表明其口服生物利用度随时间降低而降低或清除率随时间增加而增加,而后者已被证明为卡马西平诱导自身代谢所引起[3]。与其他时间依赖性过程类似,这种自诱导也具有剂量和浓度依赖性。自身诱导会导致许多治疗后果,同时也减少了达到稳态的时间,并限制了应用单次给药信息来预测连续给药的药动学特征。

基于机制的自抑制往往是由于药物破坏了自身的代谢酶,此类化合物被称为"自杀底物",剂量越大,暴露时间越长,抑制作用越明显。例如,克拉霉素在单次剂量从 250 mg 增加到 500 mg 时,血药浓度-时间 AUC 的增加不成比

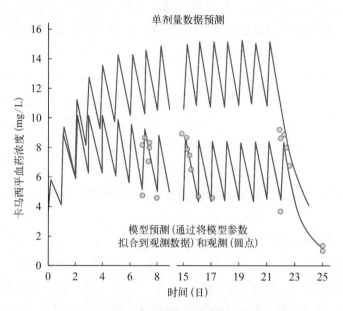

图6-5　卡马西平重复给药血药浓度-时间曲线

例,半衰期也随之增加;在多次给药时也会发生同样的情况,克拉霉素在第7次给药时的半衰期比250 mg和500 mg剂量水平单次给药后的半衰期要长得多。

　　一般来说,两种药物在除了一种表现出时间依赖性的动力学行为之外的所有方面都是等效时,表现出线性动力学特征的药物的治疗行为往往更具有预测性。另外,开发中的药物表现出时间依赖性动力学行为并不意味着它就应该被抛弃,应综合药效学和安全性考虑。

二、时辰药动学

（一）定义与机制

　　因为生物节律导致代谢酶或转运体发生以固定时间(如1日、1个月或1年)或生物节律为周期的变化,称为时辰依赖的改变。研究药动学的时辰变化规律即称为时间依赖性药动学,主要目标为阐明药物的生物利用度、血药浓度、代谢与排泄等过程中的昼夜节律性变化。药动学各个环节,如吸收、分布、消除都可能受生物节律的影响。一些脂溶性药物,如地西泮、阿米替林、普萘洛尔、异山梨醇、吲哚美辛等,清晨用药的C_{max}高于下午或晚上用药,而且达峰时间相对较短。无论是人还是动物,包括肾血流量、肾小球滤过率、尿液体积、pH 及电解质等在内的肾功能参数都在 24 h 内有显著的周期改变,且均在活动期较高。类似的生物节律对经肾排泄的药物格外重要,如呋塞米、氢氯噻嗪均为以原型经肾小球滤过而排泄的药物,这两种药物在大鼠活动期时的消除比在休息期时要快得多。另外,尿液 pH 的昼夜节律也会影响药物的排泄。由于人类的尿液 pH 晚上低于白天,酸性药物与碱性药物在一天的同一时间内的排泄速率恰好相反,如碱性药物苯丙胺夜间排泄快于白天,而酸性药乙酸水杨酸、磺胺二乙三嗪白天排泄快于晚上。

(二)评价参数与治疗学意义

多数时辰药动学研究仅比较了不同时间点的单次给药后药动学特征。然而,有研究表明长期重复给药(茶碱、地西泮、丙戊酸钠等)后药动学仍有显著时间性变化。例如,连续 36 h 经硬膜外输注丁哌卡因,血浆清除率在早晨 6 时最大。

格里斯(Gries)等提出了一种新的分析方法,即将离散事件(食物)同非参数函数[样条函数(spline function)]结合来定量研究昼夜节律和食物对尼古丁清除率的影响[4]。他们将清除率(CL)作为时间的函数[$CL(t)$],划分为三部分:基线值(θ_1)、昼夜变异(circadian)、食物影响(meal)。

$$CL(t) = [\theta_1 + \text{circadia}(t)][1 + \text{meal}(t)] \qquad (6-31)$$

circadian(t)和 meal(t)采用参数、半参数模型进行拟合。结果显示,参数和半参数模型对资料的拟合较假设药物清除率恒定的两室模型为优,使用样条函数比参数模型更合理,它能估计食物影响何时结束而参数模型只能显示一个渐近衰减。采用样条函数拟合显示尼古丁清除率的节律变化并非呈一个简单的余弦曲线,而是在 18 时至 3 时出现一个平台。这个研究较好地解释了食物同药物药动学节律变化之间的复杂关系。

鉴于许多已知药物的动力学及药效学均呈用药时间依赖性变化,因此根据人体的生物节律,合理选择用药时间将和选择用药剂量一样重要[5]。运用时辰药动学有关理论知识制订合理的给药方案,对提高药物疗效,降低不良反应,指导临床合理用药具有重要意义。例如,夜间发作的哮喘,在晚上给患者服用氨茶碱或 β_2-受体激动药有利于哮喘的治疗;同样,治疗胃溃疡的药物 H_2

受体阻滞剂也被推荐晚上服用;原发性高血压患者通常在早上服用降压药,继发性高血压患者晚上服用降压药不仅可以更有效地降低血压,而且能使紊乱的血压正常;应用非甾体抗炎药治疗风湿性疾病时,晚上用药可能更合适。

第四节　多次给药临床试验方案设计与考量

一、给药方案设计

(一) 依据血药浓度设计给药方案原理

应依据多次给药稳态时的药动学特征设计给药方案。给药方案设计的原则为将血药浓度维持在治疗窗内。治疗窗由下限(最低起效浓度,C_{lower})和上限(最低毒性浓度或最高安全浓度,C_{upper})进行定义。最大剂量间隔 τ_{max} 和最大维持剂量 $D_{\text{M, max}}$,计算如下

$$C_{\text{lower}} = C_{\text{upper}} \times e^{-k_e\tau_{\text{max}}} \qquad (6-32)$$

计算得

$$\tau_{\text{max}} = \frac{\ln\left(\dfrac{C_{\text{upper}}}{C_{\text{lower}}}\right)}{k_e} \qquad (6-33)$$

当以 $D_{\text{M, max}}$ 在每一个 τ_{max} 时给药,在给药间隔内产生一个平均浓度,定义如下

$$D_{\text{M, max}} = \frac{V}{F} \times (C_{\text{upper}} - C_{\text{lower}}) \qquad (6-34)$$

$$\frac{D_{\text{M, max}}}{\tau_{\text{max}}} = \frac{CL}{F} \times C_{\text{av, ss}} \qquad (6-35)$$

慢病领域药物的治疗窗范围通常在 4 倍及以上,肿瘤药物的治疗窗会窄很多。假设,一个药物的治疗窗为 5 ~ 10 mg/L,分布容积为 10 L,半衰期为 46 h($k_e=0.015\ \text{h}^{-1}$),那么最大给药间隔为 46 h[ln(10/5)/0.015 h^{-1}],最大剂量是 50 mg[10 L×(10−5 mg/L)],所需的给药速率为 1.09 mg/h(50 mg/46 h)。

如果给药间隔设定为 24 h,那么维持剂量应为 26 mg(1.09 mg/h×24 h),负荷剂量为 86 mg$\left[\, 26\text{ mg}/(1-e^{-0.15\text{ h}^{-1}\times24\text{ h}})\,\right]$。

给药方案优化的基本原则是先明确平均稳态浓度,在其达标的情况下,保持相同的给药速率。可通过设定给药速率、负荷剂量/维持剂量等变量来设计给药方案,使其按照临床需求达到稳态平均浓度,并选择在平台期给药间隔内的平均浓度为 $C_{\text{av, ss}}$,允许最大可能的给药间隔。然而,该剂量间隔及相应维持剂量可能不符合临床用药便利(如与餐同服或每日同一时间服用药物),因此研究者需要调整给药方案,以增加患者依从性,并适应现有药品的规格。

(二) 特殊情况考虑

当临床不确定生物利用度的时候,也可通过如下方法设计口服给药方案。使用血药浓度-时间 AUC,当给药间隔为 τ 时,根据前面的公式,可得

$$C_{\text{av, ss}} = \frac{AUC_{\text{single dose}}}{\tau} \tag{6-36}$$

因此,可根据式(6-36)计算为了达到期望的平均稳态浓度所必需的给药间隔,或根据每次给药间隔计算给药剂量产生的平均浓度。随着单次给药(single dose)后时间的推移,相同剂量重复给药期间任何时间的浓度均可通过加上前一次给药剩余的浓度计算出来。例如,如果在 0 h、12 h 和 24 h 给予药物,那么 30 h 的浓度等于单次给药后 30 h、18 h 和 6 h 的值的总和,这种方法也叫作叠加法(superposition)。

二、药效学考虑

在前面的例子中,设计适当的多次给药方案,特别是给药间隔和达到完全治疗效果的时间的主要决定因素是药动学特征。这是因为通常情况下药物效应跟血浆浓度的时间延迟相对较小。同时,给药间隔也取决于达到疗效所需的暴露量-效应关系。例如,对于药动学消除半衰期为 8 h 的药物,在稳定状态下的维持治疗期间,仅基于药动学考虑,合理的给药间隔可能为 8 h,这样可使药物浓度水平维持在 2 倍范围内。如果所需效应位于或低于最大响应 E_{max} 的50%,采用此种给药方案可能是合适的,因为对于大多数药物效应而言,其变

化与浓度水平的对数成正比。然而,如果此方案下的血药浓度峰值效应更接近 E_{max},那么由于血药浓度水平的巨大变化对药物效应的影响程度很小,此时可以将给药间隔延长至 24 h,仍然可以使得药物效应维持在可接受的范围内。例如,虽然阿替洛尔的消除半衰期约为 6 h,但由于 β 受体阻滞剂的程度和与最大血浆浓度相关的降压作用均接近该药产生的最大应答(较大剂量不会进一步增加),因此 50 mg 或 100 mg 的剂量可每日给药 1 次,因此这些疗效在整个 24 h 间期持续存在。

(一)达到治疗效果的时间

他汀类药物通过抑制胆固醇在肝脏中的合成来降低胆固醇浓度,被广泛用于降低冠心病和心血管事件的风险。作为他汀类药物之一,阿托伐他汀半衰期相对较短,约为 12 h,该药物每日给药 1 次。但在实际使用中,我们需要等待至少 3~4 周才能考虑剂量调整,而不是仅根据药动学预期的 2 日,原因在于机体对胆固醇合成速率降低不敏感,如图 6-6 所示,胆固醇在体内的周转缓慢,产生了药效学速率限制。这种情况与长期使用长半衰期药物的情况类似。在长期给药过程中,当一种长半衰期药物的恒定输入速率降低时,进入新的较低稳态的过程往往较为缓慢。因此,对于他汀类药物,在刚开始治疗时,

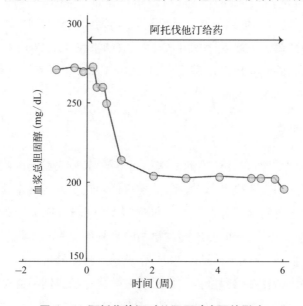

图 6-6　阿托伐他汀对总胆固醇水平的影响

疗效与血浆浓度之间的关系并不明显。用于治疗各类骨骼疾病及钙代谢性疾病的双膦酸盐的分布容积为 0.3~1.3 L/kg,大多数该类药物能长期保存在骨组织中,组织半衰期长达 120~300 日,甚至更长。尽管如此,这两类药物的长期效应与平均稳态浓度或总药物摄入量密切相关,给药方案十分重要,只是在这种情况下,血浆浓度和药效反应之间的联系往往需要较长的时间才能体现。

(二) 起效、持续时间和作用强度

在药物效应与血浆浓度密切相关的情况下,通过增加给药剂量来延长疗效持续时间可能会导致药效学下降或安全性风险增加,尤其是对于半衰期短和治疗指数窄的药物。例如,当希望药效作用持续时间延长到两个半衰期时,则需要给予 4 倍的维持剂量,这时瞬时的高浓度可能会大幅增加发生毒性反应的概率。因此,这种情况下建议多次小剂量用药。

与增加固定剂量和提升给药间隔相比,更安全的方式是给予相同的剂量使疗效达到预设的效果,如可以在疗效逐渐消失时给药。这种方案更适合在有良好的生物标志物来确定机体对药物的反应时应用。例如,在麻醉药物用于手术镇静时,可以通过实时监测药物起效时间、深度镇静时间和镇静程度等实时指导药物剂量调整。

(三) 间歇性给药

间歇性给药主要从安全性和有效性两个方面考虑。在化疗中,间歇性给药相对常见,给药间歇通常为 2~3 周。此类药物的半衰期通常为数小时,给药间歇的确定不是由半衰期决定的。这是因为,许多药物的作用机制是杀死增殖的细胞,尤其是增殖最快的癌细胞,然而快速增殖的健康细胞会被"误伤",包括白细胞、中性粒细胞和血小板。此时间歇性给药是为了让这些细胞的数量恢复,这个恢复过程很慢,如紫杉醇给药后的红细胞和白细胞恢复时间往往需要数周。

促红细胞生成素(erythropoietin,EPO)又称红细胞刺激因子,是刺激红细胞生成的重要因素,可用于治疗慢性肾性贫血。EPO 促进骨髓内红系祖细胞以更快速度转化为原始红细胞,进而增加骨髓内网织红细胞和成熟红细胞的释放。整个给药过程增加了红细胞的生成率,但给药导致红系祖细胞耗竭,需

等到红系祖细胞再生才能有空间让 EPO 再次发挥作用,因此红系祖细胞生成速率决定了 EPO 的给药间期,这决定了 EPO 静脉给药消除相半衰期仅 4~12 h,但仅需要每周给药 2~3 次,甚至每 1~2 周给药 1 次[6]。

三、耐受性

(一) 耐受与反跳(rebound)现象

药物的效应会随着持续使用药物时间的延长而减弱。获得性耐药是指微生物、病毒、肿瘤等对化疗药物的敏感性随着给药而降低,耐受是指对某种药物的药理学反应性降低。通过突变获得的耐药程度各不相同,可能出现完全耐药,如抗生素或抗病毒药物对微生物或病毒完全无效。药物耐受也可以是部分程度的,如在反复使用吗啡的数天或数周内,受试者可以对吗啡的药理作用(欣快、镇静、呼吸抑制)产生深度的耐受,但不是完全无反应。耐受性可以缓慢发展,如中枢神经系统对乙醇的耐受需要数周的时间;耐受性也可急性发生,如吸烟反复摄入尼古丁后几分钟内就会出现耐受,表现为心血管反应性降低,被视为心动过速程度降低。在任何时刻,药物效应强度与药物血浆浓度之间都可能存在相关性,但这种相关性也是随时间变化的。

研究耐受性的试验设计包括单剂量给药,表现为药效损失得比预期快;恒速输注给药,表现为效果缓慢;重复给药,随着给药剂量次数增加,表现为药效减弱;输入速率改变,表现为浓度-效应(C-E)关系发生改变。如图 6-7 所示,随着给药次数的增加,药物的 EC_{50} 逐渐增加,最大效应 E_{max} 逐渐降低。

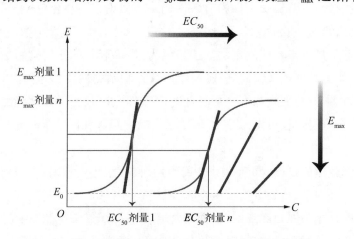

图 6-7 耐受性发展过程 EC_{50} 和 E_{max} 的变化示意图

反跳指的是机体在停止给药后药物效应恢复到低于基线水平的现象。反跳有时表现为戒断反应。如图 6-8 所示,展示了药物暴露前、暴露期间和暴露后的效应随时间变化过程,给药后药效学先上升,然后趋于稳定,停止给药后反应迅速下降至低于基线的水平,图 6-8 中 E_{bottom} 代表了反跳效应的最大效应,E_{top} 为无反跳反效应的最大效应。

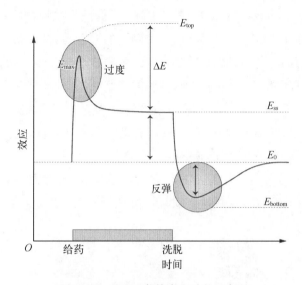

图 6-8　反跳现象的产生过程示意图

（二）耐受性机制

首先,受体的调节是常见的耐受机制之一。受体不仅能调节生理和生化功能,也受体内环境的生物活性物质如神经递质、激素或药物的调节,导致细胞膜上受体的数目或活性发生变化。受体周围的生物活性物质浓度高或长期受激动剂作用时可使受体数量减少,称为向下调节,表现为该受体对激动剂的敏感性降低,出现脱敏或耐受现象。一般来说,受体数目的变化与其周围生物活性物质的浓度或作用呈负相关。如反复应用 β_2 受体激动剂治疗哮喘,这种负反馈机制在调节受体作用和机体自我保护中具有重要意义。脱敏的分类方式有几种,按引起脱敏的刺激可分为同源性脱敏和异源性脱敏。同源性脱敏是指受体只对作用于它的激动剂敏感性降低;异源性脱敏是指细胞因与其特异配体结合后,对其他配体也失去了反应性。受体长期受阻滞剂作用时可使其数目增加,称为向上调节,表现为该受体对该生物活性物质的敏感性增高,出现超敏或高敏性,停药症状或反跳现象。例如,高血压患者长期应用 β_2 肾上腺素能受体阻滞剂普萘洛尔,突然停药可引起反跳现象。

即使受体没有变化也可能产生耐受性,反馈调节效应(counter-regulatory effect)、第二信使等信号转导系统的改变、内源性辅助因子或前体的耗竭(precursor pool depletion,如 EPO 作用机制)等也是耐受性产生的常见机制。例如,硝酸甘油在长期应用过程中由于耐受性的产生,其血流动力学效应和抗缺血效应迅速减弱,这与靶酶鸟苷环化酶的脱敏状态、磷酸二酯酶活性增高导致的第二信使环磷酸鸟苷分解加快、细胞内巯基耗竭、硝酸甘油生物转化障碍等机制均有关系。释放效应可引起内源性物质的耗竭,可以表现为在给予高剂量的药物之后,第 2 剂效果较差,第 3 剂无效。因此,内源性化合物的合成越慢,越容易耗竭,表现为对药物的耐受性的发展。不同的耐受和反跳机制可以用不同结构的定量药理学模型进行定量描述和表征,考虑药动学和药效学参数的同时,评估耐受或反跳发生的时间和程度[7-13]。

第六章
关键知识点

第六章
习题

第六章
参考文献

(崔　诚)

第七章

非线性动力学

本章学习目标

1. 掌握非线性动力学的判定方法和运算技巧。

2. 熟悉在药物吸收、分布、代谢、排泄过程中非线性动力学产生的机制,以及它对主要药动学参数的影响。

3. 了解非线性动力学的定义和特征,认识非线性动力学在治疗学的重要意义和对新药开发的影响。

临床实践中发现,并不是所有的药物都遵循线性动力学特征。非线性动力学对于临床用药的安全性和有效性有较大的影响。无论是吸收、分布、代谢,还是排泄,任何一个或多个过程出现饱和,都会产生非线性动力学。在药物研究和临床应用中,了解这类药物的非线性动力学特点对于优化用药方案、预测药物效应至关重要。本章将介绍非线性动力学的判定方法,以及在药物吸收、分布、代谢和排泄中非线性动力学的产生机制,同时阐述非线性动力学在治疗学的重要意义和对新药开发的影响。

第一节　非线性动力学的定义

目前,临床上很多小分子药物在治疗剂量范围内的体内动力学过程都符合线性动力学特征(严格说应为成比例动力学特征,proportionality)。一般而言,在线性过程中,无论是单次给药还是多次给药,随着药物剂量的增加,其原型药物及代谢产物的游离浓度、血药浓度、血药浓度-时间 AUC、体内药量均成比例增加。也就是说,如果剂量增加一倍,最大血浆药物浓度(C_{max})和 AUC 也将增加一倍。例如,如果单次给予 100 mg 的药物则 C_{max} 为 10 mg/L,那么单次给予 200 mg 药物 C_{max} 将达到 20 mg/L,当这种特性存在时,可以更有效地在临床中调整治疗剂量。然而当涉及药物的体内过程时,仍有一部分药物并不遵循线性动力学特征,而被认为遵循非线性或剂量依赖性动力学[1]。这些药物的生物利用度、分布容积或清除率会随着剂量的改变而改变。例如,健康受试者分别口服三种不同剂量的奥芬达唑(0.5 mg/kg、1 mg/kg、3 mg/kg),测得奥芬达唑最大血浆药物浓度分别为(944±278)ng/mL、(1 160±321)ng/mL、(2 440±598)ng/mL,如图 7-1 所示,以口服给药剂量为横坐标,奥芬达唑最大血浆药物浓度为纵坐标绘图,奥芬达唑最大血浆药物浓度与口服给药剂量不成比例改变,呈现剂量依赖性特征[2]。

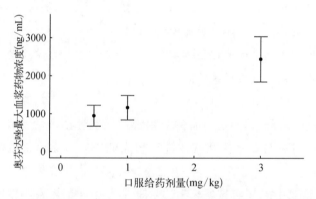

图 7-1 健康受试者口服 3 种不同剂量的茶碱后的稳态平均血药浓度

值得注意的是,某些特殊的非线性动力学过程表现为药动学参数随时间变化,因此称为时间依赖性动力学,相关内容可参见第六章。剂量依赖性与时间依赖性均是药物反应差异性的来源。尽管相对少见,但在进行药物治疗时需要特别关注。

第二节 非线性动力学的机制

非线性是指药物吸收、分布、代谢或排泄过程中的一个或多个过程呈现饱和的现象,表 7-1[3]列举了非线性动力学产生的机制及对主要药动学参数的影响。产生非线性动力学的主要原因有：① 药物的理化性质，如溶解度、脂溶性等；② 药物分布时与血浆蛋白、组织蛋白和靶点的结合达饱和；③ 药物代谢过程中酶代谢达饱和；④ 药物吸收和处置过程中转运体达饱和。

表 7－1　药物非线性动力学产生的机制及对主要药动学参数的影响

过程	机制	剂量增加时典型受影响的参数及变化	例子
吸收	溶解度限制	$F\downarrow$	依普罗沙坦
	胃肠道代谢作用	$F\uparrow$	维拉帕米、奎尼丁
	肝脏首过效应	$F\uparrow$	硝苯地平、哌甲酯
分布	血浆蛋白结合	$V\uparrow,CL(\uparrow$或不变$)$	萘普生、泼尼松龙
	组织结合	$V\downarrow$	波生坦
	靶点结合	$F\uparrow$	华法林、非那雄胺
代谢	代谢酶	$CL\downarrow$	茶碱、伏立康唑
排泄	肾小管分泌	$CL_R\downarrow$	青霉素 G
	主动重吸收	$CL_R\uparrow$	甲氨蝶呤、头孢呋辛
转运体	肠道转运体的饱和性	$F\downarrow$	阿莫西林、加巴喷丁
	肠道外排转运体的饱和性	$F\uparrow$	P－gp

注：F，生物利用度；V，表观分布容积；CL，清除率；CL_R，肾清除率。

药物因为酶或载体系统饱和而导致的非线性消除过程，常用 Michaelis-Menten 方程来表征其非线性动力学。在临床药动学中，Michaelis-Menten 方程可用于预测消除达饱和的药物（如苯妥英）的血药浓度。Michaelis-Menten 模型如下[4]

$$[E] + [C] \underset{k_A}{\overset{}{\longleftrightarrow}} [EC] \overset{k_P}{\longrightarrow} [P] + [E] \qquad (7-1)$$

式中，E 代表酶或转运体；C 代表底物；P 代表产物；EC 代表酶-底物复合物；k_A 是控制 EC 形成的平衡速率常数；k_P 是控制代谢物形成的速率常数。

在静脉注射给药后，对于饱和的药物消除过程，其动力学方程可以表示如下

$$\frac{\mathrm{d}C}{\mathrm{d}t} = -\left(\frac{V_{max} \times C}{K_m + C}\right) \quad\quad (7-2)$$

式中，$\dfrac{\mathrm{d}C}{\mathrm{d}t}$ 为药物浓度在 t 时刻的瞬时改变速率，表示消除速率的大小；V_{max} 为理论上最大消除速率，对于由肝脏代谢的药物，V_{max} 取决于代谢酶的数量或效率，并可能因药物和个体差异而变化；K_m 是米氏常数，为当消除速率是最大消除速率的一半时的药物浓度，以浓度单位（如 mg/L）表示；C 为血浆或系统药物浓度。

当药物浓度远低于 $K_m(C \ll K_m)$ 时，消除过程将呈现线性动力学特征。

$$\frac{\mathrm{d}C}{\mathrm{d}t} = -\left(\frac{V_{max}}{K_m}\right) \times C \quad\quad (7-3)$$

$$\frac{\mathrm{d}C}{\mathrm{d}t} = -CL \times C \quad\quad (7-4)$$

请注意，在上面的最终替换中，CL 用 V_{max} 和 K_m 的比值表示。由于 V_{max} 和 K_m 都是恒定的，所以 CL 是恒定的，与浓度无关。

当药物具有饱和消除过程，随着血浆药物浓度的增加，药物消除接近其最大速率。当药物浓度远高于 $K_m(C \gg K_m)$ 时，药物消除速率近似为 V_{max}，消除过程接近于零阶过程。

$$\frac{\mathrm{d}C}{\mathrm{d}t} = -\left(\frac{V_{max}}{C}\right) \times C \quad\quad (7-5)$$

$$\frac{\mathrm{d}C}{\mathrm{d}t} = -V_{max} \qu\quad\quad (7-6)$$

这种情况下，给药后血药浓度的消除速率与血药浓度无关，消除过程达到饱和，消除速率接近一个恒定值。以上是两种极端的情况，当血药浓度介于两种极端情况之间时，消除为一级与零级混合的非线性动力学过程。

当给药剂量或体内药物浓度超过一定限度时，酶的催化能力和转运体的转运能力达饱和。同时血浆蛋白结合等特殊过程也会使药物呈现非线性特征。在胃肠道体液中溶解度较差的药物，其生物利用度可能随着剂量的增加或 pH 的变化而降低。例如,茶碱引起的利尿作用呈剂量依赖性,致肾脏排泄随剂量增加而增加。有趣的是,茶碱也表现出饱和代谢,随着血药浓度的升高,肾清除率的增加和肝清除率的减少往往相互抵消,使其整体药动学呈线性趋势[5]。非线性的结果取决于所涉及的具体过程。接下来,本文将从吸收、分布、代谢和排泄四个过程来介绍非线性产生的原因(表 7-1)。

一、吸收

药物吸收非线性过程(即剂量依赖性)可由药物生物利用度的改变反映。口服药物后,上述依赖性变化常见于以下几种来源:① 溶解度限制;② 胃肠道代谢作用;③ 肝脏首过效应。

(一)溶解度限制

溶解度限制是常见的,因为许多药物是亲脂性的,难以在水溶液中溶解,随着给药剂量的增加,未溶解的药物比例也会增加,导致生物利用度将随着剂量的增加而下降。对于难溶性药物而言,溶出是其吸收的限速过程。当口服较大剂量低水溶性药物时,其溶解受限可能是生物利用度呈现剂量依赖性的主要原因。在通过胃肠道的短暂时间内,低水溶性药物的吸收量难以与给药量成比例地增加[3]。例如,依普罗沙坦是一种非肽非联苯血管紧张素 II 受体阻滞剂,安全性及耐受性良好。在一项临床研究中,对 23 名健康年轻男性受试者分别单次口服 100 mg、200 mg、400 mg 和 800 mg 依普罗沙坦后的药物暴露量进行了评估。依普罗沙坦的暴露量随着剂量的增加而增加,但以不成比例的方式增加。给药剂量每增加 2 倍,AUC 增加 1.6~1.8 倍,C_{max} 平均增加 1.5~1.8 倍。依普罗沙坦药动学变化表明,在 100~800 mg 剂量范围内,依普罗沙坦的吸收略有饱和,这主要是其物理化学特性——pH 依赖的水溶性和亲脂性导致的[6]。

(二)胃肠道代谢作用

药物在体内的代谢主要与药物代谢酶的分布及局部组织血流量有关。肝脏具有较大的血流量并含有大量的代谢酶,因此是绝大多数药物的主要代谢器官。然而,除肝脏外,胃肠道在某些药物的处置过程中也起到相当重要的作用。CYP3A4 是一种非常重要的细胞色素氧化酶,主要在肝脏和小肠上皮细胞中表达。某些药物可与肠上皮细胞中存在的酶大量结合而被代谢,导致生物利用度降低。例如,水杨酰胺口服给药时,血药浓度比同样剂量静脉给药时要小得多。原因在于有 60% 以上的药物在消化道黏膜中被代谢。此外,肠道内的菌群对在肠道中停留时间较长或经胆汁排泄的药物的代谢可能会产生明显影响。例如,柳氮磺吡啶是一个前体药物,口服后小部分在胃与肠道上部吸收,大部分进入肠道下段,在肠道微生物的作用下重氮键断裂分解为 5 -氨基水杨酸和磺胺吡啶。

　　胃肠道的代谢作用常可以使药物的生物利用度明显降低,如硝酸甘油片。然而,当胃肠道代谢达到饱和时,药物的体内动力学呈现非线性,生物利用度将随剂量增加而提高。有研究表明奎尼丁和维拉帕米在健康受试者中呈现剂量依赖性动力学特征,这两种药物的非线性动力学主要是由肠道 CYP3A4 酶饱和引起的。每个受试者口服 4 种不同剂量的奎尼丁和维拉帕米,并测定血药浓度。如图 7 - 2 所示,奎尼丁和维拉帕米的剂量归一化 AUC 值以剂量依赖的方式增加,表明它们在该剂量范围内呈非线性动力学。奎尼丁的 $AUC_{0-\infty}$/dose 的值随着剂量增加而逐渐增加,100 mg 剂量 $AUC_{0-\infty}$/dose 的值是 0.1 mg 剂量的 2.6 倍(图 7 - 2A)。维拉帕米 $AUC_{0-\infty}$/dose 的值在 0.1 mg 剂量和 16 mg 剂量之间没有差异,但在 80 mg 剂量后略有增加(图 7 - 2B)[7]。

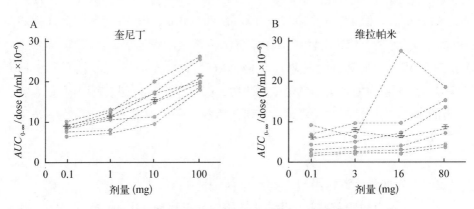

图 7 - 2　奎尼丁和维拉帕米的剂量归一化后的 AUC

填充的圆圈表示单个受试者的剂量归一化 AUC 值,与不同剂量组间用虚线连接。每一列的水平线表示每个剂量归一化 AUC 的均值±标准差

（三）肝脏首过效应

肝脏首过效应的一个典型例子是硝苯地平。硝苯地平是一种具有血管舒张特性的二氢吡啶钙通道阻滞剂,可用于高血压和心绞痛的治疗,由于肝脏首过效应的饱和性,硝苯地平的口服生物利用度显示出剂量依赖性特征[3]。对受试者给予不同剂量硝苯地平后,剂量归一化 AUC 与剂量不成比例增加,表明存在非线性动力学:给予 5 mg 时 AUC 为(312±179)ng·h/mL,10 mg 时 AUC 为(357±186)ng·h/mL,20 mg 时 AUC 为(424±174)ng·h/mL。硝苯地平在 5~20 mg 范围内,AUC 随剂量的增加而不成比例地增加,在这个剂量范围内,AUC 的平均增幅仅为 36%。最有可能的原因是在首次代谢过程中,存在细胞色素 P450 系相关酶代谢的饱和[8]。

二、分布

（一）血浆蛋白结合

在药物分布过程中,药物与血浆蛋白的结合可能达饱和。例如,碱性白蛋白和 α_1-酸性糖蛋白(血液中两种主要的药物结合蛋白)等分子均具有固定数量的结合位点。这些蛋白质在健康人血液中的浓度分别约为 600 μmol/L 和 15 μmol/L。假设每个蛋白质有 1 个结合位点与高浓度的药物结合,当与白蛋白结合的药物>600 μmol/L 时,将使这些蛋白质饱和。然而,大多数药物的浓度都在纳摩尔级别,因此较难使白蛋白结合饱和,但对于特异的蛋白,则更有可能出现饱和状态。游离药物比例的变化可以同时影响 CL 和 V。如果只是 V 受到显著影响,则剂量线性比例关系仍然存在,因为 AUC 主要由剂量和 CL 决定。

静脉注射 40 mg 泼尼松龙可产生较高的血药浓度,并使泼尼松龙的非线性蛋白结合得以全面表征。泼尼松龙与血浆蛋白的浓度依赖性结合如图 7-3 所示。这种模式表明泼尼松龙与血浆蛋白的浓度依赖性结

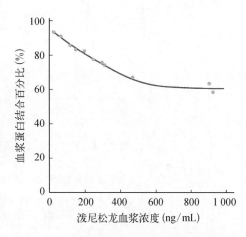

图 7-3　健康成年男性志愿者血浆中与血浆蛋白(•)结合的泼尼松龙百分比与泼尼松龙血浆浓度曲线

合,特别是与皮质类固醇结合球蛋白、运皮质激素蛋白的结合。研究发现,在泼尼松龙的治疗剂量浓度范围内,泼尼松龙的血浆游离浓度变化超过4倍,这主要反映了泼尼松龙与皮质激素转运体、血浆蛋白的结合饱和。这些研究表明,泼尼松龙的浓度依赖性结合在其非线性行为中起着主导作用。当血浆蛋白结合表现出非线性特征时,血浆中药物浓度的预期变化是复杂的,药物在体内分布容积和清除率都会变化,由于药物在体内分布容积的变化,血药浓度下降并不能成比例地反映药物从体内消除[9]。

(二)组织结合

当药物与组织结合显示饱和性时,其分布容积随剂量的增高而降低。例如,在临床应用中发现波生坦存在非线性特征(图7-4)。在单次给药递增静脉注射剂量研究中,分别给予10 mg、50 mg、250 mg、500 mg和750 mg的剂量,稳态分布容积(volume of distribution at steady state,V_{ss})也随着剂量的增加而降低,从平均0.67 L/kg到0.49 L/kg(10 mg和50 mg剂量水平)下降到0.16 L/kg(750 mg剂量水平;$P<0.05$)(表7-2)[10]。

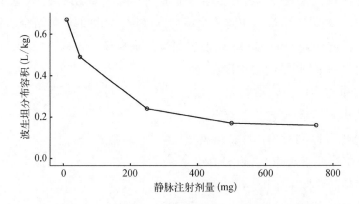

图7-4　波生坦静脉注射剂量与分布容积的关系

表7-2　单次给药递增试验静脉注射后波生坦的药动学参数

计划剂量	参数	实际剂量(mg)	溶液浓度(%)	$t_{1/2}$(h)	CL(L/h)	V_{ss}(L/kg)
Part I						
10 mg	Mean	10	0.2	4.3	10.8	0.67
	CV(%)	4		23.3	24.5	21.1

续　表

计划剂量	参数	实际剂量（mg）	溶液浓度（%）	$t_{1/2}$（h）	CL（L/h）	V_{ss}（L/kg）
50 mg	Mean	68	0.2	3.9	12.3	0.49
	CV（%）	10		17.9	40.2	38.0
250 mg	Mean	308	6	3.3	8.2	0.24
	CV（%）	20		12.1	25.8	20.5
500 mg	Mean	500	6	3.1	6.6	0.17
	CV（%）	0		12.9	27.0	8.2
750 mg	Mean	904	3	2.8	5.7	0.16
	CV（%）	24		14.3	21.7	38.9
Part Ⅱ						
250 mg	Mean	292	6/0.2	3.4	10.4	0.28
	CV（%）	16		13.6	36.7	24.4

注：$t_{1/2}$，表观终末半衰期；CL，全身血浆清除率；V_{ss}，稳态分布体积；CV，变异系数；Mean，均值。

（三）靶点结合

靶部位的可饱和结合是造成生物大分子药物非线性动力学的主要因素。靶点介导的药物处置（target-mediated drug disposition，TMDD）是指由于药物与其药理学靶点（主要指受体）高亲和性结合，进而影响药物在体内的药动学和药效学过程的现象。TMDD 主要用于解释大分子药物的饱和处置机制，如肽类、蛋白质类和单克隆抗体类药物等。大分子药物代谢主要途径是细胞内吞后蛋白质降解（消除），消除的程度取决于单克隆抗体的暴露量和靶点量之间的相对大小关系。主要包含两种消除方式：① 非特异性线性（一级）消除过程，主要是抗体的 Fc 片段与 Fc 受体结合，大分子药物的暴露量远小于靶点量时，该消除途径未达饱和，药物代谢总体呈现为线性动力学特征；② 特异性非线性（靶点介导）清除过程，Fab 片段与靶点结合，大分子药物的暴露量远大于靶点量时，该消除途径达到饱和，表现为清除率随着剂量的增大而减小，药物代谢曲线呈现出非线性特征。所以，TMDD 途径的血药浓度-时间曲线包含 4 个典型阶段（图 7-5）：① 短暂的初始期，药物与靶点快速形成平衡；② 表观线性期，药物与靶点的结合处于饱和状态，药物主要通过

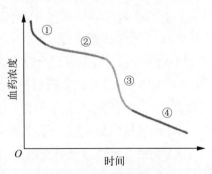

图 7-5　TMDD 途径的血药浓度-时间曲线示例图

异化作用消除,以一级动力学过程消除,总体呈现为线性动力学的特征;③ 过渡期,随着药物浓度的降低,药物与靶点的结合呈越来越强的非饱和状态,此时 TMDD 消除途径的影响越来越明显,总体呈现非线性动力学的特征;④ 线性终末期,药物浓度进一步降低,药物与靶点的结合远未达饱和,靶点介导的消除和异化作用都为一级动力学过程,总体又呈现线性动力学的特征。

此外,也有部分的小分子药物可出现与靶标受体结合引起的非线性药动学[11]。非那雄胺是一种类固醇 5 - α 还原酶(5 - αR)抑制剂,用于治疗良性前列腺增生和雄激素性脱发。目前,在人类中已经发现了两种 5 - αR 同工酶:Ⅰ型(5 - αR1)和Ⅱ型(5 - αR2)。这两种同工酶都存在于头皮中,且 5 - αR2 基因缺陷的男性不会受到男性型脱发的影响,所以 5 - αR2 被认为是治疗雄激素性脱发的关键酶。临床研究发现,当对患者以 0.2 mg/d 重复给药时,第 17 日的 AUC 约是第 1 日的 5.7 倍,而在 1 mg/d 重复给药的情况下,AUC 则保持不变。研究者们用一个药动-药效模型进行拟合,用于解析非那雄胺呈剂量和时间依赖的非线性动力学现象。研究者们设置非那雄胺的药动学模型和药动学参数:① 口服给药的非那雄胺以一级速率常数 k_a 吸收,并以速率常数 k_e 消除;② 在 1∶1 的设定下,研究者们考虑了非那雄胺与 5 - αR 的可逆结合(k_{on})和解离速率常数(k_{off})。在此前提下,他们还探究了非那雄胺在胃肠道中的量、受体总量、受体药物复合物的量、血浆中游离浓度,以及分布容积等参数对药物的影响。应用实测的药动学数据进行拟合后发现,由于非那雄胺对5 - αR1 的结合能力明显弱于 5 - αR2,非那雄胺以 0.2 mg/d 重复给药后,AUC的增加可能是由于非那雄胺与 5 - αR2 的结合饱和所致。在以 0.2 mg/d、1 mg/d、5 mg/d、10 mg/d、20 mg/d、50 mg/d、100 mg/d 单次给药情况下,AUC_{0-24h}分别为 2.19 ng · h/mL、49.29 ng · h/mL、180.6 ng · h/mL、546.9 ng · h/mL、997.8 ng · h/mL、3 359.6 ng · h/mL、6 712.1 ng · h/mL,经剂量归一化 AUC_{0-24h} 后发现当给药剂量大于等于 1 mg/d 时 AUC_{0-24h} 几乎不再增加,说明在 1 mg/d 单次给药情况下,5 - αR2 在 24 h 内几乎被完全抑制,表明非那雄胺与该酶的结合是饱和的。另外,在非那雄胺以 0.2 mg/d 单次给药后,5 - αR2 没有被完全抑制。所以,在以 0.2 mg/d 重复给药过程中,非那雄胺与5 - αR2 的结合逐渐增加至饱和,就会出现 AUC 呈时间依赖性的增加[12]。

然而,靶点结合引起的非线性动力学在临床前研究很少会被发现,大多在临床研究阶段时才发现,并且特别容易在患者体内出现。最主要的原因是临床前研究阶段的给药剂量一般会比较大、药物与靶点的结合已经达到饱和。因靶点结合而发生的非线性动力学具有非常明显的特征,即一般情况下非线性动力学会发生在低剂量给药时,随着给药剂量的增加,药物靶点结合达到饱和后,再增加给药剂量这种非线性动力学的现象就会消失[13,14]。在美珀珠单抗也观察到类似的非线性特征,健康受试者单次注射用美珀珠单抗,在 0.06~0.56 mg/kg 剂量范围内血清 C_{max} 和 AUC 在剂量范围内呈非线性动力学特征。

三、代谢

抗癫痫药物苯妥英主要通过肝脏代谢来清除。它的主要代谢物通过尿液排出。在一项临床研究中,随着每千克药物剂量和初始血浆浓度的增加,$t_{1/2}$ 也会增加。在同一个受试者当中,将剂量从 3.5 mg/kg 增加到 4.6 mg/kg 并没有延长苯妥英的半衰期。再进一步增加剂量至 6.9 mg/kg,则 $t_{1/2}$ 将从 14.0 h 延长到 27.0 h。说明在较高剂量时,苯妥英的 $t_{1/2}$ 是剂量依赖性的。剂量依赖性可以通过药物代谢中限速酶反应的饱和来解释。当酶过量时,酶反应速率和底物浓度成正比。在较高给药剂量的情况下,苯妥英的血药浓度增加,酶系统进一步饱和,就会发生零级消除过程,代谢速率变得相对较慢。因此,苯妥英的代谢能力受到限制,且所涉及的酶系统在血药浓度的治疗范围内已经饱和,从而引发了剂量-血药浓度之间的非线性关系。因此,苯妥英的治疗窗非常狭窄。在这种情况下,监测血药浓度对于剂量调整具有重要价值[15]。

伏立康唑是一种新型抗真菌药物,对临床上常见的真菌如念珠菌、曲霉菌和新型隐球菌等表现出较强的抗菌活性。口服给药后可迅速且几乎完全被吸收,生物利用度一般大于90%。在一项临床研究中,42 名健康男性受试者被分为两组,第一组共纳入 28 名受试者(14 名使用伏立康唑,14 名使用安慰剂),第二组共纳入 14 名受试者(7 名使用伏立康唑,7 名使用安慰剂)。第一组参加了两个研究阶段,在其中一个阶段,14 名受试者在第 1 日接受伏立康唑 6 mg/kg 静脉注射两次,在 2~7 日接受伏立康唑 3 mg/kg 静脉注射两次,第 2 周改为伏立康唑 200 mg 口服,每日 2 次。在另一个阶段,14 名受试者在第 1 日接受伏立康唑 6 mg/kg 静脉注射 2 次,在 2~7 日接受伏立康唑 5 mg/kg 静脉注射 2 次,第 2 周改为伏立康唑 400 mg 口服,每日 2 次。第一组的其余 14 名受试者在整个研究过程中接受了匹配的安慰剂治疗。在第二组中,7 名受试者在第 1 日接受伏立康唑 6 mg/kg 静脉注射 2 次,在 2~7 日接受伏立康唑

4 mg/kg 静脉注射 2 次,第 2 周改为伏立康唑 300 mg 口服,每日 2 次。第二组中的其余 7 名受试者接受了匹配的安慰剂治疗。结果显示,静脉注射(第 7 日)、口服(第 14 日)给药的平均血药浓度-时间曲线如图 7-6 所示。C_{max} 发生在静脉注射结束时及口服给药后 1~1.8 h。C_{max} 和剂量间隔内浓度-时间曲线下面积(AUC_τ)均随剂量的增加而不成比例地增加。对于静脉注射给药,剂量增加 0.7 倍(即从 3 mg/kg 增加到 5 mg/kg),但 C_{max} 和 AUC_τ 分别增加 1.4 倍(95%CI 为 2.09~2.73)和 2.1 倍(95%CI 为 2.72~3.58)。同样,口服剂量增加 1 倍(即从 200 mg 增加到 400 mg,每日 2 次),C_{max} 和 AUC_τ 分别增加 1.8 倍(95%CI 为 2.45~3.23)和 2.9 倍(95%CI 为 3.40~4.51),表明伏立康唑的动力学是非线性的,可能原因是 CYP2C19 代谢酶达饱和[16]。

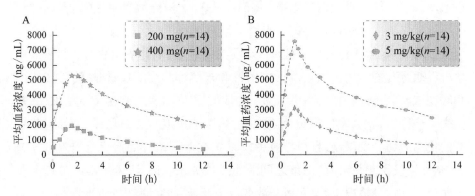

图 7-6　口服(A)给药第 14 日后与静脉注射(B)给药第 7 日后伏立康唑平均血药浓度-时间曲线

四、排泄

(一) 肾小管分泌

大多数 β-内酰胺类抗生素主要是通过肾小管排泄消除的,正常情况下,肾小管分泌的速率与血药浓度成正比,然而由于肾小管分泌是一个主动转运过程,会有饱和限制。研究表明,青霉素 G 的肾清除率随血药浓度增加而降低,可能与抗生素的肾小管分泌饱和有关[17]。

(二) 主动重吸收

头孢呋辛是一种广谱、β-内酰胺酶稳定的头孢菌素。直接口服头孢呋辛不被吸收,因此口服使用头孢呋辛时,需要以前药头孢呋辛酯的形式给药,口

服头孢呋辛酯的生物利用度为 30%~50%,该药生物利用度比较差的原因可能
是胃肠道内酯酶可将头孢呋辛酯水解为胃肠道内不可吸收的头孢呋辛。头孢
呋辛在临床实践中被发现有非线性药动学现象,有研究应用大鼠探索头孢呋
辛发生非线性动力学的主要原因。
每组大鼠分别静脉注射 1.69 mg、
8.45 mg 和 16.9 mg 的头孢呋辛和
口服 1.69 mg、8.45 mg 的头孢呋辛
酯,测定血药浓度并计算相应的药
动学参数。使用静脉注射给药头
孢呋辛的数据进行初步拟合,结果
显示,药物处置动力学明显是非线
性的,随着静脉注射剂量的增加,
血浆清除率增加(图 7-7)。口服
头孢呋辛酯后,1.69 mg、8.45 mg

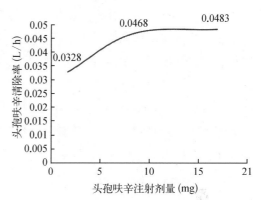

图 7-7 大鼠体内头孢呋辛静脉注射
剂量与清除率的关系

的 C_{max} 分别为 5.303 mg/L、15.40 mg/L,剂量归一化 C_{max} 后发现小剂量组高于
大剂量组 C_{max}。根据非线性消除和非线性吸收二房室模型,采用非线性混合
效应模型方法获得了头孢呋辛的群体药动学参数。模型提示非线性消除可能
归因于肾小管重吸收的饱和及由转运体介导的非线性肠道吸收[18]。

五、转运体

药物通过转运体的作用在人体各脏器间转运和分布。药物转运体一般分
为 SLC 转运体和 ABC 转运体。大多数 SLC 转运体属于摄入转运体[19],而
ABC 转运体属于外排转运体。例如,肝脏转运体是一类位于不同区域细胞膜
上的蛋白质,在药物吸收、分布、代谢和排泄过程中发挥重要作用[20];肾脏转
运体参与药物及其代谢物的肾脏排泄,在药物处置中发挥重要作用[21];胃肠
道也存在多种转运体,可以参与药物和营养物质的跨膜运输。

当药物浓度超过转运体的最大转运能力时,药物转运体将达到饱和状态,
无法进一步增加转运速率。这种现象受到药物浓度、药物-药物相互作用及基
因多态性等因素的影响。这样,药物在体内的吸收、分布、代谢和排泄过程就
可能会出现非线性变化,导致药物效应和毒性的不可预测性。因此,了解药物
转运体的饱和性对于合理用药和安全评价具有重要意义。

某些药物是通过胃肠道转运体进行转运吸收的。例如,阿莫西林的吸收是通过肠道转运体主动转运机制进行的。不同剂量组的阿莫西林经剂量归一化后的血药浓度-时间曲线不能重叠(图 7 - 8A),AUC 与剂量不成比例增加(图 7 - 8B),表明阿莫西林存在非线性动力学。随着阿莫西林剂量的增加,C_{max} 和 AUC 呈现出饱和性增加[22,23]。在临床上,用于治疗癫痫和带状疱疹后遗神经痛的加巴喷丁中也观察到相似现象。其在人类肠道中的吸收途径可以在用于治疗神经性疼痛的剂量下达到饱和,可能与小肠上 L 型氨基酸转运体有关。加巴喷丁的生物利用度是剂量依赖性的,在 300 mg 的给药剂量下,生物利用度平均约为 60%,但当用较少剂量治疗神经性疼痛时,生物利用度则下降到了约 35% 甚至更少。这种剂量依赖性的潜在机制被认为是加巴喷丁吸收时胃肠道转运体达到了饱和[24,25]。

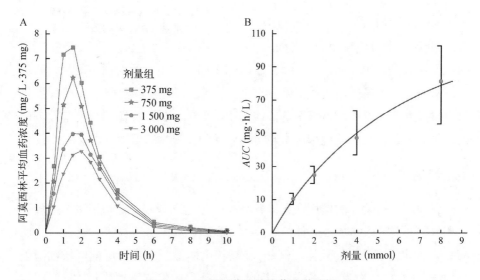

图 7 - 8　口服阿莫西林的药动学特征

A. 单次口服 375 mg、750 mg、1 500 mg 和 3 000 mg 阿莫西林后的平均阿莫西林血药浓度剂量归一化为 375 mg 剂量($n=12$);B. 单次口服 375 mg、750 mg、1 500 mg 和 3 000 mg 阿莫西林后 AUC(均值±标准差)与剂量关系($n=12$)

P - gp 外排饱和可以部分解释在健康志愿者中他利洛尔(P - gp 底物)的剂量依赖性吸收。对于两种对映体,口服后剂量归一化的 AUC 随剂量增加而增加。S - 他利洛尔 12.5 mg 时剂量归一化 AUC 为 18 μg·h/L,而 200 mg 时剂量归一化 AUC 增加至 36 μg·h/L。R - 他利洛尔也观察到类似的结果[26]。

第三节　非线性动力学的判定

识别非线性动力学行为很重要,在某些情况下,这可能相当简单。例如,一项来自临床试验的报告中显示,某种药物 100 mg 时 AUC 为 10 mg·h/L,而 200 mg 时 AUC 为 50 mg·h/L。剂量增加 1 倍产生了 AUC 的 5 倍变化,这一事实表明这种特殊的药物表现出非线性行为。

对于非线性(吸收或消除)动力学过程的识别,可给予不同剂量(如高、中、低 3 个剂量),得到各剂量下的一系列血药浓度-时间数据,可以按下述几种方式处理数据并判定药物是否存在非线性动力学行为。

(1) 以剂量相对应的血药浓度进行归一化,以单位剂量下血药浓度对时间作图,若所得的曲线是重叠的,则此药物符合线性动力学特征;反之若曲线明显不重叠,则可能存在非线性过程[27]。例如,药物 X 在健康志愿者中给予 3 个剂量组,每组均纳入 10 例受试者,给药剂量分别为 0.75 mg、1.5 mg 和 3 mg,静脉泵注 2 min。如图 7-9 所示,对受试者血药浓度作单位剂量下血药浓度-时间图,若药物表现出线性动力学,如图 7-9A 所示,3 个剂量组的单位剂量下平均血药浓度-时间图基本重叠;反之若药物表现出非线性动力学,如图 7-9B 所示,则曲线明显不重叠。请注意,即便药物在测试剂量时表现为线性

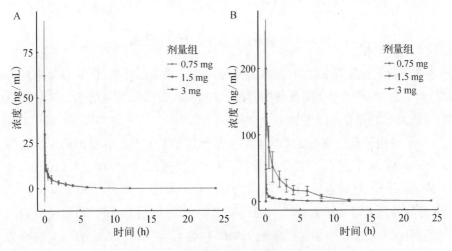

彩图 7-9

图 7-9　单位剂量下平均血药浓度-时间图

动力学特征,但仍不能确定在高于测试剂量的任何剂量下是否会表现出非线性动力学特征。

（2）剂量归一化 AUC 值,即用 AUC 除以 A_0（给药剂量）,如果剂量组间的 AUC/A_0 差异无统计学意义,则药物符合线性动力学特征。反之,表明药物存在非线性动力学特征,其中若 AUC 随剂量增加较快,可能为非线性消除;若 AUC 随剂量增加较慢,血管外给药的情况下可能为非线性吸收。同样对药物 X 的三个剂量组的 AUC 进行校正,得到各个剂量组的剂量归一化 AUC 值,接着对三个剂量组的差异进行统计学比较,若差异无统计学意义（如 $P>0.05$）,如图 7‑10A 所示,药物在该剂量区间内符合线性动力学特征,若差异有统计学意义（如 $P<0.05$）,如图 7‑10B 所示,则药物可能存在非线性动力学情况。

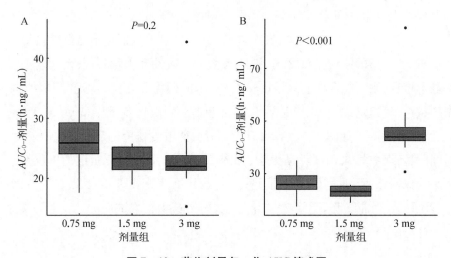

图 7‑10　药物剂量归一化 AUC 箱式图

（3）将每个血药浓度‑时间数据按线性动力学模型处理,计算各个剂量下的药动学参数;若所求得的药动学参数（如 $t_{1/2}$、k、CL 等）明显随剂量大小而改变,则认为可能存在非线性动力学特征。

（4）采用幂函数模型探索药动学参数和剂量的关系。利用给药剂量与体内暴露程度（AUC 或 C_{max}）均取对数后进行线性回归分析,模型为 $\ln(PK)= \alpha+\beta \cdot \ln(dose)+\varepsilon$,计算截距、斜率及其 $95\%CI$ 等。如果斜率的 $95\%CI$ 包含 1,表明暴露量与剂量基本呈现线性关系。对药物 X 的剂量与 AUC 均取对数后进行回归分析,若 AUC 与剂量斜率的 $95\%CI$ 包含 1,如图 7‑11A 所示,其斜率为 0.93,$95\%CI$ 为 0.80~1.07,则表明该药物在 0.75~3 mg 剂量范围内与累积暴

露量 AUC 呈现线性动力学特征;若 AUC 与剂量斜率的 $95\%CI$ 不包含 1,如图 7-11B 所示,其斜率为 1.4,$95\%CI$ 为 $1.25\sim1.62$,则表明药物呈现非线性动力学特征。

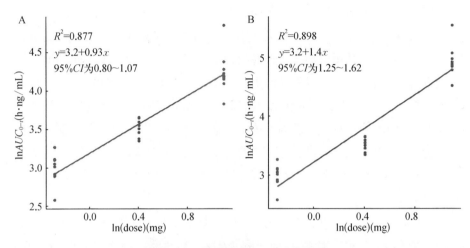

图 7-11 剂量与 AUC 关系对数图

(5)用置信区间法进行判断。若置信区间完全落在判断区间内,药动学参数与剂量呈线性动力学特征。若置信区间完全落在判断区间外,在给定的剂量范围内,药动学参数与剂量为非线性动力学特征。若置信区间与判断区间有重叠,在给定的剂量范围内不能给出明确结论。详细内容可参考赵明等相关文献进行深入学习[28-30]。

另外,非线性动力学的判定还可以通过测定尿液中回收的药物和代谢物的浓度得到证实,并且蛋白结合数据也可进一步验证非线性动力学特征[31,32]。

第四节 非线性治疗学意义及其对新药开发的影响

一、治疗学意义

认识和掌握具有非线性动力学特点的这类药物对于临床合理用药具有重要意义。例如,苯妥英、双香豆素、阿莫西林的体内药物动力学行为符合非线性动力学过程，这些药物在临床应用时应特别谨慎，剂量的少量增加都将会引起血药浓度的急剧增加，从而导致药物中毒。

临床上最为关注的是稳态状况下剂量依赖性动力学的治疗学意义。通常剂量依赖性影响生物利用度，很少影响吸收速率常数。生物利用度的改变很重要，它可使剂量改变时稳态游离药物浓度与体内药物的量发生不成比例的变化。能导致生物利用度剂量依赖性的因素也可使生物利用度在同一给药剂量上产生较大的变异性。以下列两类药为例，一类为溶解速率限制性的药物，如灰黄霉素；另一类为通过肠道黏膜或肝脏时被高度抽提的药物，如普萘洛尔。胃排空的改变及其他生理因素的变化能使这些药物的生物利用度产生较大的变异性。对于灰黄霉素，胃排空加快使药物溶出溶解的时间减少，导致生物利用度降低，但小肠和肝脏代谢部位的饱和代谢效应，可使普萘洛尔的生物利用度增加。

药物非线性动力学对于临床用药的安全性和有效性有较大的影响。无论是吸收、分布、代谢还是排泄，任何过程被饱和，都会产生药物非线性动力学，导致显著的临床效应改变和毒副作用发生，特别是一些治疗指数较小的药物（如苯妥英、茶碱等）；并且由于体内消除过程被饱和，清除率明显降低，半衰期延长，药物向体外的消除速度明显减慢，出现中毒后即使采取解毒措施，解毒过程也会比较缓慢。因此，对于非线性动力学而导致的血药浓度过高，可能产生严重的后果。需要注意的是，大多数药物在治疗剂量范围内，一般不会出现非线性动力学现象，但可能由于患者的生理病理情况，如肝功能损害、肾衰竭等，导致治疗剂量范围内也出现饱和现象，在体内产生非线性动力学过程中，这一点在临床用药中应予以重视[27]。

二、新药开发的影响

（一）单剂量和周期给药爬坡试验

在新药的单剂量爬坡试验中，若在目标疗效的剂量范围内出现非线性动力学的情况，虽然并不意味着药物的淘汰，但是会大大增加其开发难度，如临床剂量方案设计的合理性、非线性带来不可控的潜在毒性风险和治疗失败等问题。

对于由于饱和吸收引起的非线性动力学的化合物，在爬坡试验时要时刻留意是否达到饱和而停止爬坡试验。对于类似代谢饱和的引起的非线性动力学的化合物,剂量递增期间,应特别留意高剂量时暴露的突然增加(超线性暴露)带来的不良反应等。此外,相对于大分子的 TMDD 现象,小分子化合物的 TMDD 更容易忽视。例如,在小分子药物中,在单次剂量给药后,低剂量时出现非线性动力学,高剂量时出现线性动力学,而在低剂量多次给药时,仅有首次给药出现非线性动力学,而后非线性动力学的情况消失。在单次给药爬坡试验研究中,对于表现出 TMDD 的小分子化合物,在最低剂量组中,血药浓度可能极低,这使得下一个剂量的选择变得困难。由于第一剂量组的浓度非常低,2~3 倍的剂量递增似乎是保守的,故倾向于选择具有较高倍数的剂量。候选药物在第二剂量组中的暴露量(C_{max} 和 AUC)将远远高于使用第一剂量组中获得的暴露量的线性外推法预测的暴露量。在前两个剂量组观察到的大大超过剂量比例的药物暴露量增加将使第三剂量组的选择和暴露量预测都变得更加困难。第三剂量组观察到的药物暴露量将与预测的药物暴露量不同,因为第二剂量组和第三剂量组之间的非线性程度小于前两个剂量的非线性程度。而在周期给药后,各剂量组又呈现出线性动力学特征,故上述的非线性动力学行为可能会显得反常、不寻常和复杂,给研究者最主要的印象就是不可预测[33]。这种总体印象有可能对药物开发决策产生负面影响,即影响药物继续研发的信心。因此,从新药开发的角度来看,非线性动力学被认为是一个风险因素,因为剂量和暴露量之间的关系并不明确。对于在治疗浓度范围内表现出 TMDD 的小分子化合物,设计合理的剂量方案及建立药物暴露量和效应之间的关系是一个相当大的挑战。因此在早期研究应尽量优选药动学性质简单明了的化合物,避免后期复杂化化合物的开发。

(二) 其他药动学试验

当食物和口服药物同服时,可能会对药物的释放、吸收、分布、代谢和排泄造成药动学方面的影响,从而影响药物的疗效和安全性,由此造成的现象被称作食物效应。对于在治疗剂量范围内具有非线性动力学特征的药物,建议使用药品说明书中列明的最高剂量和最低剂量分别进行食物效应研究[34-36]。

开展药物-药物相互作用研究时,对于具有非线性动力学特征的药物来说,药物剂量选择要慎重。例如,药物本身对代谢酶有自身抑制作用,如果合并用药通过抑制该代谢酶产生相互作用,那么药物自身和合并用药对酶的双重抑制,可能导致药物的暴露量显著增加,引起不必要的不良反应,因此应选择较低剂量开展药物-药物相互作用研究。

儿童群体中的剂量选择贯穿药物研发的整个过程。对于治疗窗窄、具有非线性动力学特征,或在儿童群体和成人之间存在明显药动学差异的药物,建议首先进行剂量探索性的儿童群体药动学试验,以获得儿童群体中的剂量和暴露量的关系,从而进行剂量选择[37]。

对于肝肾功能不全的患者,当药物及其活性代谢产物呈现线性代谢和非时间依赖性动力学特征时,在药动学研究设计中可考虑进行单次给药研究;当药物或其活性代谢产物表现为非线性或时间依赖性动力学时,需要进行多次给药研究。可根据前期估计的肝肾功能不全患者的药物及其活性代谢产物的动力学特征,评估和选择最佳给药方案[38-40]。

第七章　　　　第七章　　　　第七章
关键知识点　　习题　　　　参考文献

（裴　奇）